编委会

主　任:朱国贤
副主任:来颖杰　盛世豪
成　员:马　斌　郑　毅　楼胆群

在磨难中成长
从磨难中奋起

——浙江统筹推进疫情防控和 经济社会发展的实践与启示

浙江省中国特色社会主义理论体系研究中心

人民出版社

出版说明

2020 年初，新冠肺炎疫情突如其来，浙江省委省政府坚决贯彻习近平总书记关于疫情防控工作的重要指示精神和党中央决策部署，集中精力打好疫情防控的人民战争、总体战、阻击战。在全国率先启动重大突发公共卫生事件一级响应，率先开发并启用"健康码"，推进科学化、精细化、智能化的疫情防控，率先推出"一码一库一平台一指数"，形成防范境外输入的闭环管控机制，率先推出五色"疫情图"进行风险评估，用 24 天实现每日新增病例降到个位，用 32 天实现本地每日新增确诊病例为零，用 84 天实现本地确诊病例首次清零，在全国首批推动复工复产、首批把响应级别降到三级、首批实现生产生活秩序全面恢复，高质量交出了这场战"疫"大考的浙江答卷。

在这场艰苦卓绝的抗疫大战大考中，浙江加强领导、相机决策，数字赋能、精密智控，不惜代价、全力救治，服从大局、强化保障，抢抓时间、复工复产，稳定舆情、化解矛盾，交出了一份"两手硬、两战赢"的高分报表，受到国内外的广泛关注。为总结宝贵经验，获取深刻启示，我们组织有关部门和高校专家撰写了《在磨难中成长 从磨难中奋起——浙江统筹推进疫情防控和经济社会发展的实践和启示》，供读者学习交流使用。

浙江省中国特色社会主义理论体系研究中心

2021 年 5 月

目　录

导　论
统筹推进疫情防控和经济社会发展工作的浙江答卷

　　重大危机应对是否得当是衡量一个国家或地区治理能力和水平的最好标志。2020年初，一场突如其来的新冠肺炎疫情，成为新中国成立以来在我国发生的传播速度最快、感染范围最广、防控难度最大的一次重大突发公共卫生事件。正如习近平总书记所指出的："中华民族历史上经历过很多磨难，但从来没有被压垮过，而是愈挫愈勇，不断在磨难中成长、从磨难中奋起。"①疫情发生后，以习近平同志为核心的党中央迅速作出部署，吹响集结号、画出作战图，团结带领全党全军全国人民，打响了一场气壮山河的疫情防控人民战争、总体战、阻击战，取得了抗击新冠肺炎疫情斗争重大战略成果，创造了人类同疾病斗争史上又一个英雄壮举，铸就了生命至上、举国同心、舍生忘死、尊重科学、命运与共的伟大抗疫精神，充分展现了中国人民和中华民族的伟大力量，极大增强了全党全国各族人民的自信心和自豪感、凝聚力和向心力。

　　"疫情就是命令，防控就是责任。"浙江作为人口流动大省，突发变数

---

① 习近平：《在统筹推进新冠肺炎疫情防控和经济社会发展工作部署会议上的讲话》，《人民日报》2020年2月24日。

多、防控压力大，是全国疫情防控总体战的重要战场。全省上下认真贯彻习近平总书记重要指示精神和党中央决策部署，按照"坚定信心、同舟共济、科学防治、精准施策"的总要求，确立"两手硬、两战赢"的总目标，坚持早谋划、快行动、重落实，统筹推进疫情防控和经济社会发展工作。1月23日，在全国率先启动重大突发公共卫生事件一级响应。自2月22日起，浙江持续保持本地病例"零增长"。至3月22日，本地确诊病例实现全部"清零"，治愈率位列全国第二。医护人员保持零感染，未发生因复工复产引起的确诊和疑似病例。到4月底，全省规上工业、规上(限上)服务业企业实现全部复工，工业产能恢复率为102.54%、服务业产能恢复率为75%，生产生活秩序全面恢复。

尤为令人振奋的是，2020年3月29日至4月1日，在统筹推进疫情防控和经济社会发展的特殊时期，习近平总书记亲临浙江考察调研，给予浙江工作充分肯定、特别指引，并赋予了浙江"努力成为新时代全面展示中国特色社会主义制度优越性的重要窗口"的新目标新定位。习近平总书记指出，在这场考验中，浙江贯彻党中央决策部署及时果断，是首批作出一级响应的省份，"硬核隔离＋精密智控"精准有效，支援武汉、湖北主战场坚决有力；浙江也是首批推动复工复产、首批把响应级别降到三级的省份，采取了一系列行之有效的措施，生产生活秩序正在加快恢复，部分已经呈现正常繁荣景象，干部群众状态心态都比较好。

在习近平总书记的亲自指导和统一部署下，浙江全省上下凝心聚力、再接再厉，以有力有效举措持续应对抗疫大战大考，保持了经济高质量发展和社会和谐稳定的良好局面。2020年，全省经济经历了一季度同比下降5.6%，到上半年同比增长0.5%，再到前三季度同比增长2.3%的"V"形发展态势，并呈现稳步复苏、回升提速、增收增效态势，如期实现了"二季红、半年正、三季进、全年赢"的目标，全省生产总值达到64613

亿元，比上年增长 3.6%，交出了"两手硬、两战赢"的高分报表。

一、主要做法

疫情发生后，浙江省委省政府坚决扛起"三个地"的政治责任，将疫情防控作为高水平推进省域治理现代化的一次大考，作为践行"不忘初心、牢记使命"的具体行动，坚持把人民群众生命安全和身体健康放在第一位，牢牢把握疫情防控主动权，统筹推进疫情防控和经济社会发展工作。在疫情初始阶段，第一时间分析研判形势，率先启动重大公共突发卫生事件一级响应，以最严举措坚决遏制疫情蔓延势头。在防控关键阶段，坚持"两手都要硬、两战都要赢"，创新运用精密智控机制，分区分级精准防控，成为首批推动复工复产的省份。在全面决胜阶段，全力防范境外疫情"倒灌"，统筹推动复工复产与转型升级，不断巩固拓展"两战"成果，首批把响应级别降到三级，全面推动经济社会回归高质量发展轨道。在常态化防控阶段，强化"六稳"工作、落实"六保"任务，精准有序复市复学，奋力实现全年经济社会发展目标任务。这一系列做法举措，为全国大局提供了重要的浙江实践。

1.科学研判疫情形势，及时准确把握疫情防控的阶段性变化，第一时间出台应对举措，彰显应急决策的"浙江魄力"。准确分析和把握发展形势、科学决策，是应对重大突发公共事件的关键。在新冠肺炎疫情抗击中，浙江牢牢把握疫情防控各阶段的发展特征，及时果断采取行动。一是率先启动一级响应。作为制造业大省和人口流动大省，在武汉的浙商有几十万人，温州、台州地区占了相当大的比例；近年来以东西部协作为纽带，浙江与湖北的劳务协作、人员交流日趋频繁；特别是春节期间人员流动量级达到全年峰值，这使疫情防控面临较多不确定、不可控因素。1月23 日，浙江省委省政府决定启动重大突发公共卫生事件一级响应，要求全省把疫情防控作为当前压倒一切的重大政治任务，推出"十个最严"①
的工作举措，以最快速度进入到紧急状态、作战状态，第一时间构建起科
学完备的疫情防控制度体系。当时，全国确诊病例为 571 例，其中浙江只
有 27 例，但随之出现较快增幅，尤其温州一度成为"重灾区"，充分印证
了省委省政府对局势的准确判断，也充分表明启动一级响应的前瞻性和必
要性，为从容有序应对疫情发展过程中的复杂局面奠定了坚实基础。二是
率先推进复工复产。"经济社会是一个动态循环系统，不能长时间停摆"②。
随着各项管控举措、防治措施有效落实，自 2 月起，全省新增确诊病例逐
渐减少，累计出院病例增长明显，疫情防控形势呈现出稳中向好态势。2
月 9 日召开的省委常委会会议提出，"我省疫情防控已进入一个全新的阶
段"，工作重心要从集中精力防控疫情向既抓好防控疫情又保障经济运行
转变，明确作出"一手抓疫情防控、一手抓复工复产"的部署要求。③自此，
浙江进入了"坚决打赢防控阻击战和发展总体战"攻坚阶段。浙江省率先
通过一系列惠企助企政策以及组织专车、专列、专机为企业接送员工返程
等举措，抓住了统筹推进疫情防控和复工复产的最佳时机。至 2 月 21 日，
浙江成为全国复工率最高的省份之一，为完成全年经济社会发展目标任务
赢得了主动和先机。3 月 23 日，浙江决定将响应等级下调为三级。4 月 2
日，决定分批组织复学。5 月中旬，将疫情防控从应急状态转为常态化防

① "十个最严"工作举措：实行最严格的全面排查，最果断的隔离观察和保护措施，最大
限度减少公众聚集活动的管制措施，最严格的疫情监测检测，最有效的医疗救治，最
周密的医务人员安全防护措施，最严格的疫情报告，信息发布和舆情引导机制，最快
速的技术攻关，最充分的物资和力量准备，最彻底的宣传教育和专业培训工作。

② 习近平：《在统筹推进新冠肺炎疫情防控和经济社会发展工作部署会议上的讲话》，《人
民日报》2020 年 2 月 24 日。

③ 参见《省委常委扩大会议学习贯彻习近平重要讲话精神一手抓疫情防控一手抓复工复
产坚决打赢防控阻击战发展总体战》，《浙江日报》2020 年 2 月 10 日。

控。三是率先形成境外疫情输入闭环管控机制。随着疫情在全球快速扩散，浙江作为开放大省、侨务大省，海外华侨华人数量庞大①，尤其在意大利、西班牙等疫情较严重国家人员较多，极有可能因境外输入引发国内疫情"二次暴发"。为此，省委省政府及时作出"境外疫情快速蔓延成为浙江防控工作最大风险点"的判断，组建工作专班，高度警惕境外疫情输入。3月9日省委常委会会议进一步提出，"要把防范境外输入作为疫情防控的首要任务"。浙江在全国率先推出"一码一库一平台一指数"，建立起从入境口岸到返乡通道到"家门"的闭环管控机制，实现了潜在风险源的全链条可控受控。作为境外输入病例数量较多的省份②，浙江未发生境外输入疫情本地传播情况，防控成效明显。从浙江一大批疫情防控成效较为突出的地方看，各级主要领导具有较强的敏感性和判断力，及时识别问题，并纳入公共政策议程，构成了后续公共管理行动的基础和前提，体现出政府公信力，发挥出领导班子强大战斗力。

2.围绕"一确保两争取"，建立"四集中"救治机制，守护患者救治"生命线"，打造新冠诊疗的"浙江版本"。"生命重于泰山"，全力以赴救治患者是疫情防治工作的重中之重。由于自湖北返乡人员数量较大，浙江早期发现病例数多、确诊病例增长较快，面临巨大"清存量、减病亡"的双重救治压力。为此，浙江提出"确保我省不出现大规模传播疫情，努力争取不发生死亡病例，努力争取不发生医护人员感染"的目标，及时建立并推行以"四集中"为核心的集中救治机制③，在科学精准救治上下功夫，成

---

① 据统计，浙江有 202 万华侨华人遍布于世界 180 多个国家和地区。
② 截至 2020 年 4 月 5 日，浙江境外输入病例 45 例，位列全国第 5。参见《新型冠状病毒肺炎疫情地图》，https://voice.baidu.com/act/newpneumonia/newpneumonia/?from=osari_pc_3。
③ "四集中"即指："集中患者、集中专家、集中资源、集中救治"。

为本次抗疫中的重要举措。一是探索形成"浙版诊疗方案"。此次新冠肺炎患者救治中，大部分医院对轻型病人、普通性病人治疗难度不大，关键是对重症、危重症患者的治疗要求有较高的技术和丰富的经验①。浙江将救治重症病例特别是危重症患者作为重中之重，严格落实"集中患者、集中专家、集中资源、集中救治"原则，紧急启动浙一医院之江院区、温医二院瓯江口院区等作为抗击疫情的主战场，将全省最优质的医疗资源和医务力量集中到救治一线，实施"一人一专管，一人一护理，一人一方案"，有效降低了轻症变成重症、重症变成危重症的发生率。在此基础上，及时总结经验，制定浙江临床经验版诊疗方案，提出尽早采取抗病毒治疗、严格控制抗菌药物使用等"浙江经验"，在全省各地推广，极大提高了整体救治效率和水平；结合浙江儿童病例防控及治疗实际，出台全国首个儿童诊疗指南，填补了国内儿童患者治疗方案空白。二是取得科研攻关重大突破。科学是战胜病毒的决定性力量。浙江坚持临床一线救治与基础科研攻关齐头并进，第一时间组建专家组，启动科技攻关立项绿色机制，集中优势开展联合攻关，取得多项重大成果。从省级层面最早分离出新冠病毒毒株、检测出病人粪便中含有新冠病毒，到核酸诊断试剂盒、抗体检测试剂在欧盟完成注册备案，再到多种中药处方获药监部门批准、全国首个潜在治疗新冠肺炎药物法匹拉韦获批上市，等等，浙江技术创新的"硬核力量"成为阻击疫情、精准救治的有力武器。三是实现关口前移预警监测。传染病的流行通过传染源、传播途径和易感人群三个基本环节实现，因此，做到"早发现、早诊断、早治疗、早隔离、早报告"能够达到隔离传染源、切断传播途径、保护易感人群的效果。在早发现方面，浙江将流行病学调

---

① 杭州网：《浙大一院专家表示：集中医疗资源应对重型危重性病症的救治》，https://ori. hangzhou.com.cn/zznews/content/2020-02/03/content_7669576.htm。

查作为疫情防控的基础，落实属地责任，推动关口前移，充分运用"大数据＋网格化"等手段严密排查，及时发现和控制隐性传染源。在早诊断方面，各地采用集中人员、集中设备、集中试剂的"三集中"工作模式提升核酸检测效率。2月初，浙江省69家疾控中心、35家医院、多家第三方实验室具备新冠病毒核酸检测能力，日检测能力达1.2万人份，实现了疫情靠前筛查和预警监测，为早隔离、早治疗夯实了基础。在这次抗疫斗争中，浙江正是在"零死亡"目标的倒逼下，利用较为完备的体系建设、严谨的科学精神和不断升级的治疗方案，取得了较好效果，在确诊数超千人的省份中，死亡病例最少，医护人员零感染。

3.省市县乡村五级高效联动，政社企多元主体协同，社区厂区商区"网格化"管理，彰显群防群控的"浙江力量"。集中力量办大事，是中国特色社会主义制度的显著优势，也是战胜疫情的重要法宝。在此次疫情抗击中，浙江坚持协同治理，调动各方资源力量，通过联防联控和广泛协同配合，迅速形成了强大的凝聚力和战斗力。一是建立高效协同的联防联控机制。为快速阻断疫情传播，浙江在启动一级响应后，就率先成立省级防控工作领导小组，实行专班运作、分工负责，下设"一办六组"组织架构，并形成省、市、县（区）、乡（镇）、村（社区）五级联防联控机制，做到上下联动。在具体方法上，紧扣受控流动和进入，在全省实行量化细化闭环管理，确保重点人员"提前知、提前控、过程知、过程控"。浙江确诊病例中，主动发现病例占绝大多数，大都来源于发热门诊、集中隔离点以及各交通道口卡点的检查检疫，充分证明了联防联控各项措施的有效性。二是以"网格化"推动多元共治。社区防控是疫情防控的基础环节，浙江发挥"全科网格"和基层治理"四平台"作用，广泛发动群众、组织群众开展群防群治、社区防控。在全省2.4万个村、社区，将14万名城乡社区工作者和33万网格员力量第一时间下沉到基层一线，在社区层面形成

"街道干部＋社区工作者＋网格员＋物业公司＋医务人员＋志愿者"的防控队伍，一方面通过实施全覆盖、网格化、地毯式管理，确保重点人员"一个不漏"；另一方面在宣传教育、隔离监督、心理援助、民生服务方面发挥积极作用，形成了多元力量参与共治、共抗疫情的局面。三是发动社会力量同心抗疫。浙江作为民营经济大省、开放大省，社会资源丰富，省委省政府积极调动各界力量，为疫情防控增效助力。娃哈哈、吉利等企业纷纷捐资捐物；阿里巴巴搭建"数字防疫系统"，加速医疗健康产业升级；西湖大学、浙江大学科研攻关持续加力，取得多项重大突破；在外浙商、海外侨胞采购运回大批医疗物资；社会组织、行业协会在医药、物资保供一线发挥专长；等等。这些都充分体现了浙江省委省政府统筹协调和组织动员能力，凝聚起全社会共克时艰的强大合力。

4.创新迭代精密智控机制，"健康码"从浙江走向全国，做到"智网恢恢、疏而不漏"，彰显科技抗疫的"浙江智慧"。大数据、人工智能、云计算等数字技术的应用，是提升疫情应对能力，推动疫情防控更加科学化、精细化、智能化的重要支撑。浙江依托数字浙江优势，全面利用"大数据＋网格化"方式，以"一图一码一指数"精密智控机制架起精准防控防线，为全国疫情的数字化防控提供了重要的浙江经验。一是运用"疫情图"分区分级精密防控。疫情发生后，地区间疫情发展的明显差异成为省域层面实施精准防控的一大难点。如在1月21日首次报告确诊病例以来，温州、台州等地确诊人数多，丽水、衢州等地确诊人数少①，如何精准区分风险等级进行分类治理，避免"一刀切"，成为检验防控能力的关键考题。为此，浙江推出五色"疫情图"，对全省90个县（市、区）根据累计

---

① 以2020年2月9日为例，温州累计确诊病例464例，台州141例，丽水17例，衢州15例。《浙江记疫》，https://lsq.roxars.com/yq/#/home。

确诊病例数等指标进行风险评估，区分为不同级别风险的五类地区，并分别用红、橙、黄、蓝、绿 5 种颜色进行标识。"疫情图"为全面掌握疫情动态，统筹谋划和科学实施差异化针对性的防控举措提供了重要依据，切实提升了整体防控绩效。二是运用"健康码"精准助推复工复产。随着疫情有效控制，将推进生产生活逐步恢复提上日程。浙江作为劳务输入大省，外来务工人员近 2000 万人，约占全省用工总量的 50%[①]，对返岗返工流动人员的管理提出了巨大挑战，迫切需要精准识别、分类管理。在此背景下，"健康码"应运而生。"健康码"根据群众申报信息与后台数据的校验对比结果，标识红、黄、绿三色，其中显示"绿码"者可直接通行，显示"黄码"和"红码"者需接受相应隔离措施。"健康码"首先在省内推出，之后实现了跨省互认和全国通用，既确保了安全防控，又精准畅通物流、人流、商流，高效地"管住重点人、放开健康人"，为复工复产提供了重要支撑。截至 2020 年 11 月上旬，累计发码 1.3 亿个、境外发码 5.6 万个。三是运用"精密智控指数"提供施策依据。在防控与复工"两手抓"的关键阶段，政府决策需要兼顾防疫与发展的双重目标，必须将众多应对疫情的元素组合成政府可以精准决策的依据。为此，浙江推出"精密智控指数"，根据不同防控阶段，先后设置"管控指数"和"畅通指数""恢复指数""劝侨安侨指数"等，对各地统筹防控和复工情况进行客观评价，并作为动态调整防控举措的重要依据。"一图一码一指数"精密智控体系，有效推动了浙江从"封闭式管控"向"精密型智控"转变。目前已经迭代形成精密智控指数 6.0 版，即防境外疫情输入的"一码一库一平台一指数"，实现了精准、严密、智慧的"点穴式"管控，为实现疫情防控、经济运行、

---

① 参见浙江省新型冠状病毒肺炎疫情防控工作新闻发布会（第三十一场）http://www.scio.gov.cn/xwfbh/gssxwfbh/xwfbh/zhejiang/Document/1675183/1675183.htm。

社会秩序恢复等多重目标发挥了巨大作用。

5.加快建立同疫情防控相适应的经济社会运行秩序，提升复工复产"加速度"，最大限度减少疫情带来的损失，彰显"两战赢"的"浙江担当"。经济发展是社会稳定的重要基础，也是疫情防控的"重要粮草"来源。特别是随着疫情防控不断深入，市场需求增加和有效供应不足之间的矛盾逐渐凸显，对复工复产、强化市场供应提出了更高要求。浙江在全国率先推进复工复产，坚持统筹推进疫情防控和经济社会发展"两手硬、两战赢"。一是硬在政策保障。针对疫情防控给企业复工复产带来的问题和困难，浙江省委省政府快速行动，2月5日就率先推出支持小微企业渡过难关17条意见，2月10日出台稳企业稳经济稳发展30条综合性政策，随后进一步形成涉及金融、财税、交通、土地、外贸、用工等众多领域的"1+X"惠企政策体系，帮助企业共克时艰。为加快政策红利兑现，简化政策兑现流程，在"浙里办"平台进行全链条解读、电子化办理，实现政策指引一网通晓、政策落实一网通办，并将政策落实情况纳入精密智控指数，切实提升企业获得感。二是硬在要素保障。受疫情影响，大量企业面临用工难、物流运输难、产业链协同难等突出问题。为全力破解用工瓶颈，浙江开展"十省百市千县"省际劳务合作，共派出361个工作组与劳务输出大省开展对接协调，开辟员工返程绿色通道，实施省际联合指挥调度等，组织企业员工安全有序返岗，截至2月29日，有987万省外务工人员顺利返浙。为全力打通产业链复产堵点，一方面，利用省市县协同机制，帮助协调解决上下游企业复工复产不同步、不衔接的问题；另一方面，加强长三角地区等省际协调联动，建立长三角复工复产协同互助机制，在风险受控情况下打通交通要道，确保产业链、供应链、服务链、生态链等复工"全链条"畅通。三是硬在服务保障。将疫情防控、复工复产与深化"服务企业服务群众服务基层"活动紧密结合，全省各级干部深入基层、企业一线，统筹抓好病患救治、防控疫情、防疫宣传、复工复产等各项工作，将"三服务"精准落实在防控关键处和企业急需处，使各项政策迅速落实到位，成为推动复工复产、实现高质量发展的"定心丸"和"助推器"。比如，省市县三级选派7.9万人担任驻企指导员和企业服务员，省市县各级卫健部门向企业派出2.86万人担任健康指导员，实现规上企业、小微企业园区覆盖率都达到100%，实施"一企一策"精准帮扶，与企业共渡难关。

6.充分依托"平安浙江"建设的社会基础、法治浙江建设的制度成效、"最多跑一次"改革的集成优势，彰显系统治理的"浙江经验"。抗击疫情既是技术性的救治工作，也是综合性的治理工作，能否既迅速组织有效防控救治，又持续保持社会安定有序，是对治理现代化的深度化检验、全面性大考。浙江省委省政府充分运用多年来积累的不断完善的体制机制优势和治理经验，迅速将常态治理优势转换为应急治理效能。一是将"平安浙江"优势转化为基层稳定成效。社会治理的重心和落脚点在基层，疫情防控的重点和难点也在基层。面对疫情、社情、舆情相互交织的复杂局面，浙江充分发挥平安浙江建设经验，深入实施"最多跑一地"、自治法治德治"三治"融合等基层治理经验，推动社会治理重心下移，凝聚企事业单位、社会团体、志愿者组织和基层群众合力。如湖州的"洗楼"排查①、义乌国际商贸城的"九宫格"措施②、台州的"红色代跑"③志愿服务、桐

---

① 湖州发挥小区"楼长"作用，以"洗楼"的方式对全市所有单元楼、自然村、企业逐户排查。

② 义乌国际商贸城实行封闭式单元管理，每个商位即是一个单元格，由9个商位组成一个"管控单位"（九宫格），市场内495名党员、32个党支部、6支护商联盟队伍开展"单元作战"，出现异常可快速管控。

③ 台州基层网格员为居家隔离户提供跑腿代购、防疫宣传、心理疏导、体温检测、清洁消杀等服务。

乡的"社区抗疫公约"①等，充分体现了基层社会治理的创新智慧和强大战斗力，有效激活了疫情防控共同体、社会治理共同体，筑起基层抗疫的坚强堡垒。二是将"法治浙江"优势转化为依法防控成效。法治是疫情防控的强力支撑，浙江始终将法治思维和法治方式贯穿在疫情防控工作各方面。浙江省人大常委会及时出台依法全力做好疫情防控工作的决定，为疫情防控提供制度供给和法律保障；各级政府根据应急预案，严格按照响应级别，依法定权限和程序实施区域封锁、病人隔离、交通管控等措施；各级政法机关全面开展涉疫情风险隐患防范化解工作，强化行政、诉讼、信访有效衔接，及时协调解决矛盾纠纷；浙江省防控办针对基层个别地方出现的层层加码、过度防控问题，及时发布责任令，明确不搞简单化"一关了之、一停了之"的极端做法，在最有效地消除紧急情势与最大限度保护公民基本权利之间保持平衡，充分发挥出法治在疫情防控特殊时期"稳定器""减压阀"的保障作用。三是将"最多跑一次"改革优势转化为暖心服务成效。疫情期间，"少出门、不聚集"是群众居家抗疫的刚性要求，如何既不出门又办得了事，成为政务服务需要解答的两难问题。为此，浙江全省各地创新推出"疫期版"的"最多跑一次"，如"复工跑一次"、疫情卡口"最多停一次"等，通过网上办、掌上办、邮寄办、电话帮办等服务，及时在个人信息申报、医疗卫生服务、安全生产审批、外贸通关服务等领域推出疫情防控期间的便利化举措，最大范围推动政府部门"最多跑一次"事项接入"互联网＋政务服务"平台，实现网上可办、无纸可办，为办事群众和企业提供周到服务。在此次疫情防控斗争中，浙江围绕省域治理现代化展开的各项治理改革成效得到生动展示，以基层治理创新优势、法治环境安全稳定以及政府治理协同高效，推动应急治理效能全面提升。

---

① 桐乡群众自发签订疫情防控自治公约，实现"村民自治，自我管理"。

二、基本特点

此次新冠肺炎疫情因其未知性、突发性、高风险和快蔓延等突出特点，同时叠加春运高峰期间人员跨地域频繁流动，防控难度已远超此前历次重大突发公共卫生事件。面对疫情暴发、升级和扩散蔓延的紧急风险，不仅需要及时救治患者，同时涉及科研攻关、物资保障、经济生产、舆论引导、组织动员等多个领域，涉及从中央到地方、从干部到群众等各个社会群体。正如习近平总书记所指出的，"疫情防控不只是医药卫生问题，而是全方位的工作，是总体战"，是对"治理体系和治理能力一次大考"①。在此次疫情防控中，浙江牢牢把握"总体战"定位，坚持以问题为突破口，运用科学的方法、理念，统筹疫情防控和经济社会发展，积极探索防范化解重大风险挑战的新思路、新路径、新办法。

1.突出统一指挥与分级分区相结合。此次疫情发展迅速、影响面广、处置时间紧迫，防控工作需要各级各部门、社会各方面的统筹协同、高效配合。因此，必须在省委统一领导下，迅速部署，将分散在各部门各地区的资源力量进行有机整合，方能产生强大的应急管理绩效。同时，各地疫情各不相同，又处于动态变化的过程，如一味采用统一的防控标准，既损耗防控精力和资源，影响防控效率，也将对生产、生活产生不利影响，这就要求必须要做好"统""分"结合文章。

"统"是指统一号令、统筹资源。浙江省委明确提出，"组织领导要更加坚强有力"。通过政令畅通、令行禁止，确保中央和省委决策部署一贯到底，避免各自为政、相互掣肘。在工作开展中，领导小组实行专班运

---

① 习近平：《在中央政治局常委会会议研究应对新型冠状病毒肺炎疫情工作时的讲话》，《求是》2020 年第 4 期。

作，对全省疫情防控统一领导、统一指挥、统一调度、统一把关，跨部门、跨区域、跨层级协同合作，极大提升了工作效率；救治战线按照"四集中"的原则，整合全省医务力量，把握住了科学有效救治的有利时机；防疫战线的公安、交通、卫健等部门联防联控，在高速路口及各要道、城乡通道筑起防控疫情的安全防线，有效阻断传染途径；企业复工复产专班实现多部门协同联动，紧扣物流、用工、物资保障等重要环节采取针对性措施，经济循环全面畅通；长三角地区建立联防联控机制，以"健康码"互认、产业链协同互助等机制实现区域间联动，激活了区域整体发展。

"分"是指因地制宜、对症下药。一切从实际出发，才能最高效率把各项工作落实落细落小，最大限度调动各地各部门的积极性、创造性。浙江省委针对各地疫情差异，强调要"分类指导、突出重点"，"不搞一刀切、不能简单化"。在疫情防控初期，根据全省 11 个地级市呈现出的不同特点和趋势，将其划分为疫情整体控制较好地区、处于疫情上升通道地区以及疫情较为严重地区，分别在"防输入、防输出、防扩散"方面明确不同工作重点，坚决遏制疫情蔓延势头。随着疫情防控阶段转变，将全省 90 个县（市、区）划分为高风险、较高风险、中风险、较低风险、低风险区域，给予各地充分授权。根据当地实际，及时动态调整防控的节奏、力度和方向，逐步安全有序推进复工复产，恢复生产生活秩序。正是通过"统"与"分"的有机结合，既发挥出浙江整体资源优势，又提高了疫情防控的精准性和有效性，实现上下联动、分合有序，形成了协同高效的应急管理体系。

2.突出依靠群众与科技支撑相协同。新冠病毒"人传人"的特性，决定着每个人都是抗击疫情链条上的重要一环，能否在最短时间内使全社会广泛地动员起来，形成抗击疫病的强大合力，是战胜疫情的先决条件。同时，疫情处置是一个复杂的系统工程，无论是做好疫情监测、排查、预警、防控，还是做到早发现、早报告、早隔离、早治疗，都不可能单纯依靠人工来完成，必须借助现代科学技术。因此，浙江省委明确提出，抗击疫情、战胜疫情要紧紧依靠广大群众，充分运用现代科技手段，做到"人防"与"技防"的统一。

在依靠群众方面，充分利用新媒体手段，在省、市、县三级平台加大信息投放密度，全面进行科普教育，强化传染病预防、个人及家庭防护、健康监测、卫生习惯等科学常识的宣传，切实提高群众自我防护意识和保护能力，引导广大群众顾全大局、自我约束。在全省各级党委、政府的发动下，各地基层干部、群众组织起大批志愿者队伍，通过运用网络宣传、张贴标语、喇叭广播等方式进行防控科普，以"乡土味""接地气"的宣传和深入的群众工作，形成了强大的网格防控宣传网，筑起人人参战的"责任共同体"。在科技支撑方面，疫情暴发之初，浙江就通过大数据手段分析出全省涉湖北旅居经历的人员信息超过 30 万人，及时作出启动重大突发公共卫生事件一级响应的正确决策，并依托全覆盖的信息管理体系，运用"大数据＋网格化"手段，准确查找出"隐性传染源"，在遏制疫情输入和传播上起到了积极作用。在疫情防控过程中，无论是医疗救治"浙版诊疗方案"、病毒疫苗和药物研发等科研攻关，还是"一图一码一指数"精密智控机制，都体现了浙江多项先进科学技术的融合创新。通过发动群众力量与科技手段的紧密结合，形成抗疫防线的聚合力量，为最终战胜疫情奠定了坚实基础。

3. 突出防控底线与发展高线相统一。疫情防控关系到人民群众生命安全，经济发展关系到人民群众生活保障，两者都是事关社会稳定的大事。疫情防控需要控制交通、人流、物流，需要暂停许多非紧急必需的生产和消费活动，这将对经济正常发展造成巨大损失，影响全年经济社会发展目标任务的实现；而疫情防控期间急需大量医疗防护物资，同时人民群众正常的水、电、气以及粮、油、菜等生活必需品的需求必须得到保障。这就要求妥善处理疫情防控和经济社会发展的对立统一关系，做到统筹兼顾，在动态中把握平衡，确保防控"硬任务"和发展"硬道理"两手抓、两不误。

浙江省委省政府在启动重大公共突发卫生事件一级响应后，将疫情防控工作作为最主要的工作来抓，要求把握"四对关系"、聚焦"五个更加"，落实"十个最严"措施，做到"传染源能发现得了、防输入防扩散能管控得住、病患能医治得好"。随着省内疫情逐步得到有效控制，主要工作就从原先的疫情防控为主，逐步转入"一手抓疫情防控，一手抓复工复产"的统筹阶段，浙江省委省政府及时制定出台了关于重要物资供给、企业降本减负、财政金融支持、保障企业用工等方面的一系列举措，确保做好防控工作的前提下，全力推动各类生产企业复工复产。在一级响应调整为二级响应后，浙江省委省政府进一步把发展摆上更高位置，将提升防治精准度、政策落实度、发展加速度、服务便利度作为工作重点，全力抓好重大项目开工、重大外资项目落地、春季农业生产，加快恢复经济循环。随着应急响应调整为三级，浙江省委省政府明确在抓投资、提消费上下大功夫，出台多项消费刺激政策，加快推动服务业、旅游业复苏和小微企业复产，实现全省域正常生产生活秩序全面恢复。在进入常态化防控后，浙江省委省政府进一步突出扩大内需，稳定出口，补好产业链供应链缺口，推动各项帮扶政策落细落地，全力跑出高质量发展加速度。

浙江根据疫情防控形势发展变化，及时调整、优化和完善各项政策举措，找到了防控与发展的平衡点，实现了疫情防控、百姓生活、企业生产、经济运行、社会秩序多目标优化，形成了互促共进的双线作战体系。

4.突出省域战"疫"与全局战略相统筹。疫情暴发不久，中央及时作出调集力量驰援武汉、"一省包一市"对口支援湖北除武汉以外地市等部署。同时，随着疫情在全球"大流行"，有效开展对外抗疫援助也势在必行。这就要求浙江要在守土尽责打好省域防控保卫战的同时，为全国大局作贡献、为战略全局主动担当。

在驰援湖北战场方面，浙江省委省政府积极响应党中央支援湖北的指令要求，将湖北作为"第二战场"，以最快速度调集全省医疗资源支援湖北。一是积极组织优势团队。全国最早一批增援武汉的力量中，就有 3 名浙江医护人员。从 1 月 25 日开始，浙江先后调配 17 批次 2018 名医务人员支援湖北武汉和荆门抗疫。浙江援鄂医疗队派驻两地 9 家医院，接管 13 个病区，累计经管患者 1311 人，其中重症、危重症患者 878 人，没有发生医务人员感染。在全国各援鄂医疗队中，浙江接管病区最多，危重死亡率最低，出院人数最多。二是加强保障关爱。在前线重点做好人员梯队、医疗技术、医疗物资和关爱政策保障，后方通过落实"一人一帮扶"，在日常通行、生活照料、医疗服务、子女教育、心理疏导等方面持续提供帮助，切实解决一线医务人员的后顾之忧。

在驰援海外战场方面，浙江省委省政府在严防境外疫情输入的同时，全力做好驰援海外工作，切实加强对浙籍侨胞、留学生的关心关爱。一方面提供强力援助，合力应对疫情。浙江派出 12 人医疗专家队伍奔赴意大利，成为中国政府派遣的首批赴意大利医疗专家组之一，并组织大批医疗救治物资支援当地抗疫。另一方面，搭建服务平台，切实解决好侨胞所需、所盼。建立海外侨胞回国健康信息预申报平台、互联网医院海外侨胞健康关爱咨询平台等，提供在线就医问诊、心理疏导、政策咨询、信息告知等多项服务；设立浙江海外侨胞抗疫关爱基金，重点救助浙籍人员较为集中的意大利、西班牙、法国、德国等 10 个国家的侨胞和留学生群体。通过"省域战役"与"省外战场"并线作战，形成了共克时艰的救助合作体系，既体现出"浙江担当"，也充分展示了"浙江智慧""浙江作为"，为战"疫"大局贡献了"浙江力量"。

5.突出社会关切与舆情引导相协调。疫情来势汹汹，各种传言、流言、谣言充斥其中，极易造成社会心理恐慌，甚至引发极端情绪和恶性行为等"次生灾害"，对疫情防控工作造成干扰。比如，一部分人盲目跟风、偏听偏信，或是胡乱猜疑、过度医治或者有病不敢医、有病不敢治，甚至出现暴力抗医抗法，阻碍隔离治疗等行为。这就需要将社会关切与舆情引导相协调，既通过及时准确发布权威信息，粉碎谣言、解疑释惑，纾解公众焦虑；又要加强宣传教育与正面引导，鼓舞士气，树立起战"疫"必胜的信心。

为此，浙江省委省政府明确提出，要"坚决打好舆论'主动战'"①，创新建立"三机制一平台"，在科学引导、有效管控方面发挥了重要作用。具体表现为：针对"恐慌往往源于未知"的特点，建立以新闻发布会为主要载体的信息发布机制，就疫情防控工作重点、媒体关注焦点以及群众关切热点进行权威发布、专业解答，有效化解疫情信息供需矛盾、解决信息失序等问题。疫情发生至2020年12月底，省级层面连续一天一场现场直播新闻发布会；自1月27日起至12月底，召开近60场新闻发布会，各地共组织近200场，形成了多层次释放权威信息的主导格局。针对"舆论热度持续较高"的特点，组建工作专班，建立问题收集、会商研判、部门回应、媒体引导的全过程热点回应机制，在及时、准确解释信息、澄清舆论的过程中进行价值引导，实现精准互动。如对疫情期间群众普遍关注的"市场如何保稳定""儿童如何做好防范""企业返工"等问题，有关职能部门及时作出回应，受到广泛好评。针对"谣言信息瞬息万变"的特点，建立网络辟谣机制，推出《捉谣记——浙江疫情辟谣》，集纳全省权威辟

①《省疫情防控工作领导小组扩大会议传达贯彻习近平重要讲话精神更大决心打好人民战争力争早日拿下疫情拐点》，《浙江日报》2020年2月5日。

谣信息进行正本清源，有效遏制舆情风险向疫情社情领域蔓延。截至 6 月 30 日，各平台累计发布辟谣信息超 3000 条，转载辟谣信息超 1 万条，总点击量超 4.3 亿次。针对"疫情信息涉及面广"的特点，建立联防联控成员单位宣传舆论工作协同平台，定期会商研判，强化部门有序联动。"三机制一平台"的运用，实现了控疫情、稳舆情、疏民情的联动应对，既提高了群众对疫情的知晓度、对中央和浙江省委决策部署的认同感，又营造出积极向上、平稳有序的舆论氛围，为打赢"两战"提供了坚强舆论保障。

6.突出激励担当与保护关爱相促进。疫情防控工作中，人是开展各项工作的主体。尤其是各级党政领导干部，作为疫情防控工作的决策者和指挥者，是打赢疫情防控阻击战的决定性因素，直接关系到各项政策制定是否得当、各项工作组织是否有序、各项任务落实是否到位、人民群众的生命安全能否得到有效保障。浙江省委坚持鞭策担当与保护关爱相统一，在强化政治纪律、工作纪律等刚性约束，层层压实责任，确保各项决策部署落实落地的同时，又通过激励呵护，充分激发一线干部冲锋陷阵、建功立业的积极性、主动性和创造性。

在保护关爱方面，浙江省委省政府明确要求，"更加关心关爱医护人员和防控一线干部职工，确保他们以健康的身体、饱满的状态打赢疫情防控阻击战、持久战"①。出台关爱基层党员干部和医务工作者的"暖心八条"，采取政治激励、组织激励、工作激励、精神激励等多种形式，进一步激励关爱一线干部担当作为。浙江省各地立足实际进行细化具体化，从就餐、御寒、值夜、交通、保险、心理健康等方面，切实为一线干部和医务人员解决实际问题。截至 2 月 16 日，浙江省市县三级累计下拨 1.3 亿

---

① 《省委常委扩大会议学习贯彻习近平重要指示精神下足非常之功夫展现非常之担当以最严厉最果断措施打好防控战》，《浙江日报》2020 年 2 月 2 日。

元专项党费和党内关爱基金；发放一线工作人员临时性工作补贴1.2亿元；为19.1万名一线医务人员办理了人身意外保险。同时，坚持在急难险重任务一线选人用人的鲜明导向，一大批在防控一线表现突出的干部得到"火线提拔"，多个先进集体和个人得到表扬表彰或记功奖励，形成了勇于担当、积极向上的干事氛围。

在纪律监督方面，浙江省委省政府强调，要"强化铁一般的担当，严明铁一般的纪律，对不守纪律、不能担当的要严肃问责"①。浙江省委派出11个疫情防控巡回督导组深入全省各地明察暗访，围绕疫情防控重点领域，对职能部门履职情况开展全程督查，有力推动党中央和省委决策部署在各地的贯彻落实。各级纪检监察机关强化执纪问责，坚决查处疫情防控工作中的违规违纪违法问题，多名履职不力、失职失责的干部受到通报批评、党内警告等处分，有的受到免职处理。通过"正向激励"与"反向鞭策"相结合，既锤炼了干部队伍，又推动疫情防控与经济社会发展各项任务得到有效落实，形成了"勇智谋能"的队伍支撑体系。

三、若干启示

在灾难中获得启迪、让经验成为财富，是实现从磨难中成长与奋起的根本力量。浙江在这场同时间赛跑、与病魔较量的疫情防控大考中，经受了全面检验，获得了有益经验。我们深刻认识到，突如其来的重大疫情，既是对信心与意志的考验，也是对智慧与能力的检验，只要坚定必胜信念、坚持积极应对，强化"克服了危即是机"的辩证思维，最大力度落实科学决策，最大限度发挥整体优势，最大程度凝聚人心力量，就没有什

---

① 《省委常委扩大会议学习贯彻习近平重要指示精神下足非常之功夫展现非常之担当以最严厉最果断措施打好防控战》，《浙江日报》2020年2月2日。

么疫情不可战胜、没有什么危机不可化解。从疫情防控斗争中提炼规律性认识，对于我们全面建成小康社会、全面展示中国特色社会主义制度优越性、实现"两个一百年"奋斗目标具有重要启示意义。

1. 必须紧紧依靠党的全面领导。党的领导是中国特色国家治理体系的最大特点。浙江围绕回答好"以怎样的担当打好疫情防控阻击战"这一考题，以"三个地"的政治责任感深入贯彻中央决策部署，深刻把握"坚持党中央集中统一领导和发挥地方积极性主动性"的关系，切实将党的领导优势转化为防控优势、治理优势。实践证明，党的领导是战胜一切困难挑战的根本保证，越是形势严峻复杂、任务艰巨繁重，越要坚持和落实党对一切工作的领导。牢牢把握思想引领这一灵魂。将学懂弄通做实习近平新时代中国特色社会主义思想作为核心任务，深刻领会习近平总书记关于推进国家治理体系和治理能力现代化的重要论述，关于统筹疫情防控和经济社会发展的系列指示，关于防范化解方方面面风险挑战的部署要求，坚持用科学理论统一思想，用科学思维进行战略研判、战役部署和战术应对。牢牢把握政治领导这一根本。强化增强"四个意识"、坚定"四个自信"、做到"两个维护"的政治自觉，切实把思想和行动统一到习近平总书记重要讲话和重要指示精神上来，不折不扣贯彻落实党中央各项决策部署，用最果断、最有力、最周密的举措应对各种挑战，真正做到守土有责、守土担责、守土尽责。牢牢把握组织保障这一关键。强化重担当重作为、在斗争第一线考察识别干部的鲜明导向，激励广大党员干部大力弘扬时代精神，在应对风险挑战中压实责任，强化必胜之心、责任之心、仁爱之心、谨慎之心，尽责任担当之勇，施统筹兼顾之谋，展科学防控之智，竭组织实施之能，让党旗在斗争一线高高飘扬。

2. 必须始终坚持以人民为中心。坚持人民立场是国家治理体系本质属性的集中体现。浙江战"疫"历程就是一次对"不忘初心、牢记使命"主题教育成果检验的过程。从"一确保两争取"到"两确保三争取",从防控上的"四早"原则到体现两个"最好"的浙江版治疗方案,彰显的都是捍卫人民群众安全、健康的决心。而由千千万万群众"宣传员""守门员""信息员""劝阻员"夯筑起的基层防疫线,更是展现了以人民为主体的实践力量。"人民才是真正的英雄。"只有把尊重民意、汇集民智、凝聚民力、改善民生贯穿在全部工作之中,我们才能战无不胜。要把捍卫人民群众健康安全作为"头等大事"。在推进改革发展中强化底线思维,把人民群众生命安全和身体健康放在第一位,树立大卫生、大健康观念,把以治病为中心转变为以人民健康为中心,将"健康中国"与"平安中国"建设紧密结合起来,全方位全周期保障人民健康。要把保障人民群众根本利益作为"关键要素"。必须深刻认识稳定"第一任务"与发展"第一要务"之间的辩证关系,依靠智慧和勇气解决好"两手抓、两手都要硬"的难题,保障企业和群众的发展权。高度重视完善重大舆情和突发事件舆论引导机制、信息发布和政策解读机制,用透明、准确的信息及时消除群众恐慌情绪,保障群众的知情权。要把推动人民群众主动参与作为"内生动力"。树立大社会观、大治理观,尊重群众首创精神,创新组织发动群众工作机制、健全社会公共事务民主协商体制机制,打造全民参与的开放治理体系,通过共同参与、共同协商、共同理事、共同分享,形成人人参与、人人有责、人人享有的治理共同体。

3. 必须强化"整体智治"有力支撑。坚持系统观念、实现整体效能,一体发挥制度的组织动员能力、统筹协调能力、贯彻执行能力,是治理现代化的必然要求。近年来,浙江开展"最多跑一次"改革,实施数字化转型,打造"掌上办事之省"和"掌上办公之省",奠定了省域治理现代化的坚实基础。特别是在这次战"疫"中,创立"硬核隔离+精密智控"机制、及时推出"一图一码一指数"、率先推出"企业码""人才云招聘""项目云引进"打通复工复产堵点难点、创新构建进口冷链食品"148"管理体系，把数字化转型先发优势转化为"整体智治"的强大效能，为浙江打赢这场疫情防控总体战披上了坚实的铠甲。要着眼于"整体"，通过跨部门的数据共享、流程再造和业务协同，打通和整合党政机关各项职能，使党政机关服务方式从"碎片化"转变为"一体化"，实现各部门整体高效运作，运用整体力量应对风险挑战冲击，不断化危为机、浴火重生。要力求"智治"，充分发挥数字浙江优势，更好使用云计算、大数据、物联网、人工智能等数字技术，以数字化引领、撬动、赋能现代化，率先形成与数字变革时代相适应的生产方式、生活方式、治理方式，加快形成即时感知、科学决策、主动服务、高效运行、智能监管的新型治理形态，塑造引领未来的新形态新模式。要推进"高效协同"，通过对党政机关整体进行数字赋能等革命性变革，突破地方和部门"各自为政"的局面，形成跨层级、跨区域、跨部门"整体智治"体系，构建完善省市县一体、部门间协作、政银企社联动的协同高效运转机制，实现职责分工有序、整体运行高效，提升工作效率。

4. 必须精准精细夯实基层基础。基层稳，天下安；基础实，行致远。这次抗击疫情，浙江充分运用基层治理的"枫桥经验"，借助数字化、智能化手段，建立健全"一中心四平台一网格"机制，做深做实精密智控，搭建联防联控平台，集合形成了一套全方位、数字化"防疫系统"，为取得抗击疫情"两战"阶段性胜利提供了重要保障。要把基础工作做在前面。深刻把握常态治理与非常态治理的区别与关联，持续深化网格化建设，对基层一线的人流、物流、商流、信息流等基本情况进行常态化梳理记录，建立云端台账、实时动态跟踪，切实打通基层治理的"最后一公里"。要把细节管理贯穿始终。将管控与服务结合起来，既强化"精密"意识，实行全员全方位全链条闭环管控，谨防风险输入或扩散；又强化"精准"意识，以"最多跑一次"的理念开展"稳企业、防风险、促改革、惠民生"等工作，实打实服务企业、服务群众、服务基层。要把基层联动落到实处。健全联防联控、群防群治工作机制，建立健全"街道干部＋社区工作者＋网格员＋小区业委会＋物业公司＋专业人员＋志愿者"的联动机制，完善人防、物防、技防、心防全方位防控体系，推动区域治理、部门治理、行业治理、基层治理、单位治理协调配合，努力实现数据联动、责任联体、人员联心、信息联通、措施联合。

5. 必须坚持依法防控依法治理。"法律是治国理政最大最重要的规矩"。浙江将这次抗击疫情作为推进法治政府、法治社会建设的重大实践，充分发挥"法治浙江""最多跑一地"建设优势，从立法、执法、司法、守法各环节协同发力，依法科学有序推进疫情防控和恢复生产，着力在危机应对中提高法治化水平。实践启示我们：越是在紧急形势下，越是要充分发挥法治的规范和保障作用，坚持运用法治思维和法治方式解决问题、化解矛盾。要强化依法决策。将依法决策与科学决策、民主决策有机统一，不仅依照国家法律，还要依照党的法规、党的政策、党的纪律和党的制度，以问题为导向，针对突发性事件应对中的制度漏洞和机制缺失，加强立法特别是制定风险防控的综合性法律法规，完善决策程序。要强化良法善治。一方面，严格执行应急处置法律法规，严肃落实防控主体责任，严厉打击危害风险防控的行为。另一方面，坚决防止随意管控和过度执法，按照最有利于防控阻击风险、最有利于惩治违法行为、最有利于保障恢复生产、最有利于保护公民法人和其他组织合法权益的原则选择行政执法措施，地方制定出台风险防控具体办法也必须在宪法法律框架内。要强化普法宣传。在管理、服务、组织、联动、引导等环节创新形式，全面加强法治宣传教育。推动法律知识普及，纠正突发事件防控错误认识和行为；树立"让正确信息走在谣言前面"的责任意识，最大限度使人民群众理解、接受和配合防控措施的实施；推进法治乡村建设，引导农村广大干部群众解决问题用法、化解矛盾靠法。

6.必须充分彰显科技力量支撑。坚持向科技要答案要方法、进行科学施治，是打赢疫情防控战的关键。浙江将疫情防控作为探索科学治理的重要契机，突出科学研判抓主动、科研攻关战"疫魔"、科技"新军"显身手，总体实现了科学决策、高效防疫、精准管控。任何重大公共事件的发生、发展都有规律可循，只有尊重科学规律、坚守科学认知、实施科学举措，才能牢牢掌握化解主动权。因此，要以科学理性为依归进行决策。突出前瞻性，将上级要求和本地本部门实际结合起来综合研判形势发展，抓住时间窗口研究对策举措；把握阶段性，立足危机演变规律、等级变化，因时制宜设置和调整响应级别，适时推出创新性举措，健全和落实预案编制、风险研判、应急决策、协同处置等科学防控体系。要根据事物发展规律进行科学治理。强化"全周期管理"意识，把危机治理各环节运转当成完整链条、进行总体设计，完善从预警预报、实时监测、系统排查到精密监控、科学化解的一整套体制机制。树立"整体智治"的理念，强化依托数字化的智慧化治理。增强及时纠偏改错的自我革新意识，在补短板、堵漏洞、强弱项中推动制度更加科学成熟。要依靠现代科技为应急管理提供支撑。充分调动高校、科研院所、企业等各方面积极性和科研工作者创造性，加快推进科研攻关、科技创新，让科技为生命安全、社会安全保驾护航。树立与大数据时代相契合的应急管理思维，依靠加大云计算、5G、AI、机器人、无人机等技术的应用力度，在风险监测分析、危机溯源、防控救治、资源调配等方面更好发挥支撑作用，用科技的力量为防范化解重大风险挑战赋能。

第一章
科学决策：因时因势精准施策，
赢得疫情防控和经济社会发展主动权

应对任何重大突发事件，科学决策是赢得先机的关键。这次新冠肺炎疫情来势汹汹，前所未有的传播速度和影响范围加大了防控难度，因时因势科学决策就成为赢得疫情防控和经济社会发展主动权的制胜关键。浙江省委省政府果断决策，率先启动重大公共突发卫生事件一级响应，以"十个最严"举措坚决阻断第一波传染源和疫情蔓延势头；及时决策，领先一步出台推动复工复产的政策组合拳，把握"窗口期"适时重启生产生活；科学决策，立足全局加强战略谋划和前瞻布局，着力化危为机，为打赢疫情防控的人民战争、总体战、阻击战，统筹疫情防控和经济社会发展赢得先机。

第一节　果断启动一级响应，及时实施
"五个更加""十个最严"

这次新冠肺炎疫情从前兆阶段到全面暴发阶段，呈现出人们意料的急剧变化性和难以估量的巨大破坏性，要求"决策者把握稍纵即逝的机

会,快速判断、快速反应、快速决策、快速行动,争取时间尽快控制危机事态"①。浙江省委省政府准确研判疫情形势,把握好坚持党中央集中统一领导和发挥地方积极性主动性、浙江一域防控与服务全国大局、疫情防控和患者救治、处置应急情况和维护正常生产生活秩序四对关系,率先启动重大公共突发卫生事件一级响应,体现了快速响应的决断力。1月21日,浙江省率先成立省疫情防控领导小组,由省委书记任第一组长、省长任组长,加强对全省疫情防控的统一领导、统一指挥、统一调度、统一把关。从紧急动员到常态化防控,浙江省坚持把人民群众生命安全和身体健康放在第一位,突出"五个更加"(组织领导更加坚强有力、防控举措更加精准务实、救治工作更加科学有效、宣传引导更加透明及时、责任落实更加从严从紧),落实"十个最严",坚决阻断第一波传染源,在这场疫情管控力与传播力的赛跑中赢得了先机。

一、疫情初始阶段的形势分析

自2019年12月27日湖北省中西医结合医院上报首批疑似病例,到2020年1月28日全国31个省(区、市)均报告确诊病例,30天内累计确诊病例数超过2003年非典(详见图1–1),疫情传播速度之快、感染范围之广、防控难度之大,对我国的医疗卫生系统和应急管理体系构成了极限挑战。

兵贵神速,有备无患。距离武汉千里之外的浙江意识到危机的严重性。2020年1月11日,浙江省卫健委就根据突发公共卫生事件应急预案要求,第一时间召集省内10名流行病学、传染病学、微生物学、院感消

---

① 薛澜等著:《危机管理——转型期中国面临的挑战》,清华大学出版社2003年版,第82页。

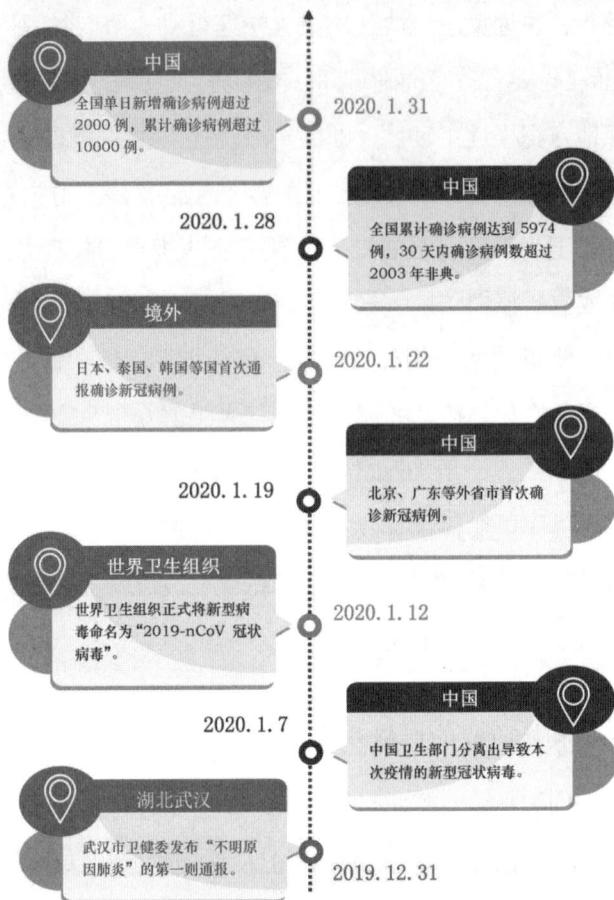

图 1-1　新冠肺炎疫情初期时间轴

毒、应急和卫生管理专家共同分析研判疫情，第一时间组织覆盖全省的临床医师和疾控中心工作人员专项疫情防控培训。浙江省 1 月 17 日确诊的第一例新冠肺炎患者系骨科医生在诊治骨折病人时发现并及时上报的，这表明浙江在危机前兆阶段的预警和准备工作是卓有成效的。

浙江省委省政府在决策时充分发挥政务大数据优势，科学研判本次疫情的影响程度及范围。一方面，湖北特别是武汉疫情暴发态势表明，新冠肺炎具有极强的传染性，扩散蔓延速度极快。另一方面，浙江虽距离疫情初发地较远，但作为制造业大省和人口流动大省，近年来浙江、湖北两省以东西部协作为纽带，劳务协作、人员交流日趋频繁，在武汉经商、学习和工作的浙江籍人员较多，仅浙商就有几十万人，尤其是温州、台州地区占了相当大的比例。疫情恰逢春节，人员流动的量级达到峰值，使疫情防控面临许多不确定、不可控因素。基于对疫情这一"灰犀牛"的预判，浙江省委省政府主要领导亲自挂帅、靠前指挥，于1月21日成立浙江省疫情防控领导小组，下设"一办六组"，建立每日集体会商和综合研判机制，形成决策扁平化格局，为危机预警和前期准备工作奠定了坚实的组织和制度基础。

二、率先启动重大公共突发卫生事件一级响应

1月23日，浙江紧急召开全省新型冠状病毒感染的肺炎疫情防控工作视频会议，根据习近平总书记"要把人民群众生命安全和身体健康放在第一位，坚决遏制疫情蔓延势头"的指示精神，率先启动重大公共突发卫生事件一级响应，要求全省上下强化底线思维，把疫情防控作为当前压倒一切的重大政治任务，坚决把这头"灰犀牛"关进联防联控、群防群控的笼子里。并针对疫情初期形势急剧变化、人口频繁流动、资源相对匮乏等突出问题，牢牢抓住阻断和治疗两个关键点，就疫情防控作了紧急动员、系统部署。

在工作要求上，明确提出"疫情管控力要大于疫情传播力"。面对复杂严峻的疫情防控形势，要求把疫情防控主动权牢牢抓在手中，必须有效提高疫情管控力，跑赢疫情传播力，努力以确定性的工作应对不确定性的疫情。疫情暴发初期，浙江省委明确当时的首要任务是全面做到传染源能发现得了、防输入防扩散能管控得住、病患能医治得好，确保中央和省委的决策部署落实落细、落地见效，全力保障人民安全健康，努力使疫情拐

点早日到来，为全国大局作出贡献。

在工作重点上，突出抓好"存量防扩散、增量防输入"。浙江省委省政府聚焦"内防扩散、外防输出"的防控目标，以"十个最严"的管控组合拳全面落实"一级响应"要求，主要任务是通过最严格的全面排查、最严格的疫情监测检测，严格落实省际边界陆地口岸车辆人员管控，全面实施机场、码头、火车站、客运站等重点场所的体温测量，严格检测入境车辆和人员，严防省外疫情输入；通过最果断的隔离观察和保护措施、最大限度减少公众聚集活动等管制措施，以社区为单位持续有力落实重点人群管控各项措施，严防本地疫情扩散；通过最有效的医疗救治、最周密的医务人员安全防护措施、最快速的制剂和疫苗技术攻关、最充分的医疗物资和力量准备，集中定点医院、优秀专家、有效药品器械，提高对确诊病例、疑似病例和密切接触者的诊断效率，尽最大努力救治患者，努力减少本地疫情存量。

在工作方法上，突出强调"量化细化闭环管控"和"表格化管理"。浙江省委省政府充分发挥长期积累的精细化、标准化管理经验，一方面以整体政府的理念建机制、抓协同、强保障、促落实，建立领导小组例会制度，定期研判会商"疫情、舆情、社情"，量化细化全省疫情防控"十个最严"工作举措，推动形成全省域闭环管控；另一方面压紧压实属地责任，要求各地各部门以简便易行的表格化管理为抓手，强化疫情防控效果导向，做到"事有所知，物有所管，人尽其职，物尽其用"，最大限度地提高管控效果，做到"不留死角、不留盲区、见底穷尽"。

三、常态化精密型智控的全面部署

进入 2020 年 2 月，浙江省疫情总体仍处于上升期，但增速出现回落。结合新冠肺炎发病及传播规律分析，春节前集中返乡人员已过发病平均潜伏期，输入性病例高峰可望在元宵节后逐渐回落。浙江省疫情存量逐步见底，增量有效控制，局部地区出现了管控力大于传播力的可喜局面。另一方面，随着春节后"三返"高峰到来，省外输入和省内扩散的风险较大，疫情不确定性将持续增加。

根据疫情变化实际，2020 年 2 月 1 日，浙江省委常委会扩大会议提出，从现在到正月十五前后，是疫情防控十分紧要、决定全局的关键阶段，须针对即将到来的大批人员返岗返工返学对疫情防控带来的新一轮挑战，把疫情防控工作从全面部署、全体动员的紧急性应对阶段，转入到步步深入、层层递进、分类指导的常态化防控阶段。在这一阶段，疫情防控的主要矛盾依然是管控力与传播力的矛盾，防控的目标明确为"一确保两争取"，即确保不出现大规模传播、扩散、蔓延新冠肺炎的疫情，努力争取不发生死亡病例，努力争取不发生医护人员感染。决策部署的重点从紧急应对阶段的建组织、建机制转化为将各项防控措施量化细化，具体表现为严格落实重点人群动态管控清单发布机制，"集中硬隔离＋居家隔离硬管控"机制，出入口受控进出机制，"属地管控军令状"机制，跨区域失管漏管脱管通报机制，"管控力指数"发布机制，周边区域防控工作相互监督机制，暗访督查，典型案例发布和快速问责机制等"八大管控机制"，以机制化提高疫情管控力，跑赢疫情传播力。防控决策的重点集中在举全省之力打好"五场战役"。

一是严防死守、属地负责，坚决打好管控阵地战。浙江省疫情防控领导小组在启动一级响应时就明确了切实找准并切断传染源的属地责任，此外，通过督察检查机制不断压紧压实属地责任。各地充分发挥"最多跑一地"、网格化管理、自治法治德治融合等基层治理经验和多年来"平安浙江"建设积累的基层治理智慧，联防联控、群防群控，织密织严基层网格，着力打造疫情防控共同体。湖州的"洗楼"排查、义乌国际商贸城的"九宫格"措施、台州的"红色代跑"志愿服务、桐乡的"社区抗疫公约"等因地制宜的创新举措，牢牢守住了自己的门、管住了自己的人，在群众的认同和参与基础上最大限度减少人员流动，不断筑牢疫情防控的铜墙铁壁。

二是突出重点、集中火力，坚决打好重点地区歼灭战。温州是重要疫区，春节后疫情呈现"井喷"，确诊病例数占全省半数左右。当地第一时间出台史上最严"管控令"——"25 条紧急举措"，通过人防加技防、大数据加基层网格挖深挖透传播链条，精准锁定排查对象和范围，加强病例流调和溯源，短短几天就排查了 762 万人次，确保"找对人、找到人、找全人"。截至 2020 年 2 月 2 日，温州全市集中隔离总人数达到 20237 人；需隔离人员九成以上已实现集中隔离，排查的密切接触者 100％集中隔离，有效遏制疫情增长势头。

三是发挥优势、集中力量，坚决打好救治攻关战。新冠肺炎疫情发病隐蔽、潜伏期长、蔓延迅速，面对前所未见的病毒和复杂严峻的疫情，浙江坚持"集中患者、集中专家、集中资源、集中救治"的原则，落实"一人一专管，一人一护理，一人一方案"。浙江坚持临床一线救治和基础科研攻关齐头并进，第一时间组建浙江省新冠肺炎疫情防控应急科研攻关专家组，集中优势开展联合攻关。浙江省疾病预防控制中心用了不到 3 天时间，在全国省疾控层面分离出第一株新型冠状病毒毒株；建立全国首个上线自动化全基因组检测分析平台，将疑似病例基因分析缩短至半小时；在全国首次建立生物安全样本追溯系统；台州率先上线"新型冠状病毒肺炎防治专线"，辐射全国 30 个省（区、市），在与疫情赛跑的过程中跑出了"浙江速度"。

四是统筹兼顾、稳中求进，坚决打好发展总体战。习近平总书记指出，"疫情防控不只是医药卫生问题，而是全方位的工作，是总体战"。浙江在做好疫情防控工作的同时，动态监测疫情的中长期影响，把疫情防控与做好"六稳"工作紧密结合起来，与深化"三服务"紧密结合起来，最大限度减少疫情对浙江经济社会发展的冲击，最大限度消解疫情对浙江高水平全面建成小康社会的影响。各地通过工作专班、驻企服务、线上智能平台等形式将减税降费、提供差异化优惠金融服务、调动民间投资积极性、加快释放新兴消费潜力、实施好外商投资法及配套法规等举措落到实处，对标决胜全面建成小康社会、决战脱贫攻坚等重点任务，统筹做好稳就业、稳金融、稳外贸、稳外资、稳投资、稳预期工作。

五是明辨是非、激浊扬清，坚决打好舆论主动战。危机状态下，社会秩序失稳，公众心理失衡，对事态的臆想和猜测极易降低人们对政府决策行为的信任度和支持率。浙江省双管齐下，一方面通过各级政府部门新闻发布会，第一时间主动设置议程，引导舆论，及时发布老百姓密切关注的疫情信息，深入宣传党中央重大决策部署，深入挖掘先进典型和感人事迹，以大量正面新闻报道满足人民群众疫情期间的信息需求；另一方面由浙江省委宣传部、浙江省委网信办指导浙江主流媒体推出《捉谣记——浙江疫情辟谣》专题，及时集纳并纠正不实信息，从快从严从重打击造谣传谣行为，进一步营造良好的舆论氛围，凝聚起同心战"疫"的磅礴力量。

第二节　突出"两手硬、两战赢"，统筹推进 疫情防控和经济社会发展工作

经济社会是一个动态循环系统，不能长时间停摆①。在确保疫情防控

_____

① 习近平：《在统筹推进新冠肺炎疫情防控和经济社会发展工作部署会议上的讲话》，《人民日报》2020 年 2 月 24 日。

到位的前提下，推动企事业单位复工复产，恢复生产生活秩序，是疫情防控"下半场"的主要任务。2020 年 2 月初，浙江省抓住疫情走势趋于相对平稳的时间窗口，在疫情防控从第一波紧急性应对"防输入"、第二波封闭式管控"防扩散"稳步转向第三波精密型智控的大好形势下，全面部署"一手抓疫情防控，一手抓复工复产"，坚决打赢防控阻击战和发展总体战的重要任务，浙江省通过分区分级的精密智控体系筹抓好防、治、复，实现疫情防控、百姓生活、企业生产、经济运行、社会秩序多目标优化。

一、防控关键阶段的疫情特征

实施一级响应后，通过采取一系列严格管控举措，浙江疫情防控的效果得到显现：新增确诊病例呈下降态势，出院病例不断增加，2 月 8 日全省出院人数首次超过新增确诊病例数，9 日出院人数为新增确诊病例数的两倍（详见图 1–2）。截至 2 月 9 日，全省没有出现死亡病例，也没有出现医务人员院内感染，12 个县（市、区）没有确诊病例，35 个县（市、区）连续 5 天没有新增确诊病例。2 月中下旬起，重点地区温州市包括乐清市的疫情蔓延势头也得到遏制，新增确诊病例明显减少。乐清市出现零新增，产生了稳中向好的态势，管控力大于传播力的趋势渐趋明显。全省实现了上一阶段"一确保两争取"的防控目标，疫情进入一个相对平稳的阶段。

但疫情形势依然严峻，元宵节前后迎来返岗、返工高峰节点，新一轮跨省域防输入、防集聚的压力骤增，企业复工复产迫在眉睫，加之我省累计病例基数大、受外部影响直接，疫情防控进入了不进则退的关键阶段。其主要特点体现为"五个没有变"，即重点区域疫情局部扩散的潜在风险没有变、医疗物资的紧平衡现状没有变、防输入的管控压力没有变、社会

面上受疫情持续影响的焦虑情绪没有变、实现患者"零死亡"和医护人员
"零感染"的工作难度没有变。

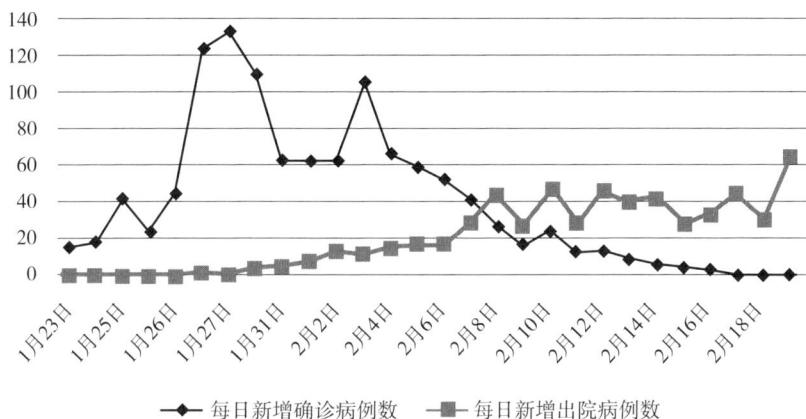

图1-2　浙江省新增确诊病例与出院病例比较（1月23日至2月18日）

省委省政府明确强调，疫情防控的主要矛盾并没有发生质的改变，但疫情开始出现一系列阶段性的新特征，主要体现在"六个转变"，即防控重点从阻断重点地区传染源输入向阻断重点人群在本地扩散转变，防控策略从全省统一防控向区域分类防控转变，医疗救治从以治为主向治与防并重转变，疫情、舆情、社情从被动应对向主动快速响应转变，工作重心从集中精力防控疫情向既抓好防控疫情又保障经济运行转变，工作方式从紧急性应对向机制化规范化运作转变。这就需要一以贯之地落实好中央和省委的决策部署，在科学把握我省疫情防控和复工复产的阶段性特征的基础上，调整防控目标和决策部署，确保各项防治措施更加科学、管控措施更加有效，努力赢得工作主动权。

二、"两手抓、两战赢"的决策部署

疫情防控关乎生命，复工复产关乎生计。针对我省疫情防控工作已进

入一个新阶段的现实情况，2月9日省委深入学习贯彻习近平总书记关于防控疫情的系列讲话精神，全面落实"一手抓疫情防控、一手抓复工复产"的新要求，吹响了"两手硬、两战赢"的号角。主要内容有：

明确提出"两确保三争取"的战略目标。在科学把握疫情防控和复工复产的阶段性特征的基础上，省委把防控之初提出的"一确保两争取"目标，适时调整为"两确保三争取"新目标，即确保我省不出现大规模传播疫情，确保完成今年经济社会发展目标任务；努力争取不发生死亡病例，努力争取不发生医护人员感染，努力争取把疫情带来的影响降到最低。这一目标的设定，既坚持"一级响应"总体要求不变，不断巩固前一阶段救治管控的成效；又着力危机后的经济社会秩序恢复，将疫情造成的负面影响降到最低。

充分运用体制机制创新和技术创新成果提升危机治理效能。在推动单一目标的封闭式管控向多目标均衡的严密型智控转变过程中，我省探索建立的"精密智控机制"发挥了重要作用。其要义是"智网恢恢、疏而不漏"，坚持严管与畅通并重，在法治轨道上依靠大数据技术，以"一图一码一指数"为抓手，实施精准、严密、智慧的点穴式管控，把重点区域、重点人员、重点场所管得更严密，把人流、物流、商流搞得更畅通，实现分区分级差异化防控。坚持疫情图和复工图同研判、相匹配，疫情高风险和较高风险的县（市、区），继续把疫情防控作为最重要最紧迫的任务；疫情中风险的县（市、区），坚持疫情防控优先，安全有序地推进复工复产；疫情较低风险和低风险的县（市、区），在安全可控前提下全力推进复工复产。

整合各区域、各条线治理资源形成抗疫合力。防控阻击战和发展总体战都是异常艰苦的战斗，资源优化配置和供给是其取胜的基础。在防控战场上，省防控领导小组专门部署完善医疗资源全省域调配机制和医务人员服务保障机制，进一步加大对温州等疫情重点地区的支援力度，持续优化中西医结合治疗方案，不断提高医疗救治水平。特别是针对群众所需所想，完善医用物资紧平衡保障机制，强化省市口罩工作专班工作机制，多渠道提高供应保障能力。在复工复产战场上，浙江省委省政府印发了《关于坚决打赢新冠肺炎疫情防控阻击战全力稳企业稳经济稳发展的若干意见》，针对现阶段企业开复工过程中最关心的降本减负、财政金融支持、用工等难题，"三十条"举措条条暖心，条条务实，以政策组合拳为企业复工复产解难赋能。

三、统筹推进疫情防控和经济社会发展

2月下旬以来，浙江疫情发展态势持续平稳向好，正处于疫情防控和复工复产"两手硬、两战赢"的关键阶段，主要矛盾已从原先的疫情防控为主，转变为疫情防控和经济社会发展兼顾。省委根据习近平总书记在中央政治局会议、统筹推进新冠肺炎疫情防控和经济社会发展工作部署会议上的重要讲话精神，提出要从"三个地"的政治高度出发，全面学习领会、精准对标对表，统筹做好疫情防控和经济社会发展工作，全面打赢疫情防控人民战争、总体战、阻击战，努力实现全年经济社会发展目标任务，确保全面建成小康社会和完成"十三五"规划，向党和人民交出合格答卷，并对下一阶段工作作出了决策部署：

一是持续提升疫情管控力，巩固管控成效。以不断优化落实精密智控机制为抓手，推动疫情防控更加精准。通过完善"健康码"申报和应用机制，充分发挥村社、单位、企业的基础作用，高度重视企业复工复产后的疫情防控，进一步强化群众防控风险意识，坚决守牢疫情防控的"中门""小门"。推进企业、单位担起主体责任，村社担起属地责任，个人履行公民责任，凝聚各方力量巩固来之不易的疫情防控成果。

二是精准施策惠企"三服务"，加快复产进度。要求各地各部门把疫情防控、企业复工复产与深化"三服务"紧密结合起来，坚持外防输入与内防扩散并举、防控疫情与恢复生产并抓、管控风险与服务群众并重。全省各级机关干部积极投身到"三服务"活动中去，大力实施驻企指导员制度，针对企业反映的用工难、产业链联动难、物流运输难、资金周转难、保外贸订单难等问题，采取"一企一策""一项一策"，全面落实《关于坚决打赢新冠肺炎疫情防控阻击战全力稳企业稳经济稳发展的若干意见》以及各项财税政策、产业政策、就业政策、金融政策、投资政策，形成"1+X"惠企政策叠加效应，让企业真正感到特殊时期特别管用、特别解渴、特别提气、特别给力，不断激发它们的发展活力。主动帮助企业尽快打通物流链，确保原料运得进、产品运得出；尽快打通供应链，一体推进原材料供应商、储运商、零售商、资金流同时恢复、同步畅通；尽快打通产业链，加快恢复与上下游配套企业的无缝对接，实现产能早释放、订单不流失、市场份额不下降；尽快打通生态链，省市县联动、政银企携手，深化"三服务"活动，量化细化破解用工难、资金难、产业协同难的政策举措，最大程度减少疫情对企业的冲击。

三是着眼省域治理现代化，努力化危为机。浙江省将本次疫情作为对治理体系和治理能力的一次"大考"，纳入省域治理现代化进程中统筹部署。一方面充分发挥平安浙江、法治浙江等常态化治理优势，坚持和发展新时代"枫桥经验"，把疫情引发的各类矛盾风险防范于早、化解于小；充分发挥数字经济、生命健康、智能制造等特色优势，加快形成更具核心竞争力和影响力的产业集群。另一方面，认真研究"如何加快补齐这次疫情所暴露出的突出短板"的问题，聚焦补短板、强弱项。在健全公共卫生应急管理体系、推动工作力量向一线下沉、推进城乡环境整治和文明生活等方面狠下功夫、多做探索，切实维护人民群众生命健康、加大民生托底保障力度，努力从当前的危机、眼前的困难中创造机遇，为推动省域治理现代化凝聚更大力量。

第三节　严防境外输入，全面恢复生产生活秩序

随着疫情发展态势持续平稳向好，疫情防控工作进入新阶段。3月初，省委及时调整决策部署，将防控境外疫情输入作为当前重中之重的任务，通过完善精密智控机制、打好惠企政策组合拳、有序恢复城市功能，在进一步守牢防线的同时，努力把疫情影响降到最低，尽快在全省域全面恢复正常生产生活秩序，以实际行动确保"两手都要硬、两战都要赢"，以浙江的稳和进为全国发展大局多作贡献。

一、防控决胜阶段的形势研判

浙江认真贯彻党中央的部署要求，因地制宜、分类指导、精准施策，"防"的文章越做越细，"治"的效果越来越好，"复"的力度越来越大，取得了新的阶段性重大成果。到2月22日，浙江首次无新增确诊病例，除无病例的11个县（市、区）外，76个县（市、区）连续5天以上没有新增确诊病例，特别是原先疫情较为严重的温州市已连续6天没有新增确诊病例。截至3月2日，浙江实现连续9天无本地新增确诊病例，也没有出现因复工复产导致的新增确诊病例。从治愈情况看，当时全省累计出院人数已连续12天超过住院人数，在院治疗的确诊患者从最高峰时的921人减少到154人，出院患者占全部确诊患者的比例达87.1%。

作为疫情防控形势的"晴雨表"，3月2日发布的疫情图，浙江所有县（市、区）都已经是绿色的低风险区域，与2月9日的疫情图相比，"五

色图"变成了"单色图",全省疫情防控工作取得了阶段性成果。3月1日,全省精密智控指数平均得分96.87分,与2月16日首次评价59.97分相比,大幅度提高。

特别是随着复工复产的全面展开,更要对各类新情况新问题作充分估量和应对。从全球范围看,国内疫情虽然不断得到有效控制,但境外疫情却开始呈现多点蔓延的态势。3月11日,世界卫生组织(WHO)正式宣布,新冠肺炎疫情已经构成一次全球性"大流行(Pandemic)";截至欧洲中部时间2020年6月29日10时43分(北京时间29日16时43分),全球新冠确诊病例累计达10004707例,死亡病例累计499619例①,境外疫情快速蔓延带来的输入性风险持续增加。

二、以更大定力统筹打好"两战"

针对浙江疫情防控的新形势新变化新要求,3月2日浙江省委常委会会议决定,将我省疫情防控应急响应等级由一级响应调整为二级响应。浙江疫情防控已进入下半场,虽然总体形势趋稳向好,但丝毫不能够麻痹松劲,要清醒认识面临的"三大双重压力":一是"防输入、防集聚"的双重管控压力;二是"清存量、减病亡"的双重救治压力;三是"保省内、保前线"的双重保障压力。尤其我省对外开放程度较高,必须高度警惕疫情反向传播的严重威胁。因此,浙江的疫情防控工作仍处于关键阶段,要继续坚持底线思维,抓紧抓实抓细各项工作,切实打好疫情防控战役的下半场。为巩固和拓展这一来之不易的良好势头,力争经济社会发展早日全面步入正常轨道,这一阶段的决策要求全省上下紧扣"两手都要硬、两战都要赢",按照"外防输入、内防扩散和局部暴发、分类指导"策略,围

---

① 新华社:《世卫组织统计确认全球新冠确诊病例累计已超千万》,2020年6月29日。

绕"四个度"以更大定力抓统筹、抓重点、抓落实。一是提升防治精准度。始终绷紧疫情防控这根弦，继续落实分区分级差异化防控措施和精密智控机制，继续教育引导群众注意个人卫生防护，特别要高度警惕境外疫情输入，强化重点人群、重点场所、重点单位防控措施，统筹省内、援鄂两个"救治战场"，尽最大努力提高治愈率。二是提升政策落实度。用好数字平台和健康码的整合成果，加强财税金融政策的梳理集成，充分发挥驻企服务员的作用，帮助企业快速了解政策，充分享受政策。三是提升发展加速度。加快实施重大项目建设计划，利用网上引才云平台加快引进一批全球顶尖人才、领军型创新创业团队，协同推进重点工程项目、大企业、大平台和小微企业复工复产，抓紧抓好春耕生产，推进乡村旅游，释放消费潜力。四是提升服务便利度。深化"最多跑一次"改革和"三服务"活动，积极化解疫情引发的各类矛盾纠纷，切实做到暖人心、聚人心。

进入3月中旬，针对境外疫情快速发展、世界经济的不确定因素持续增加的形势，省委常委会会议提出要把困难估量得更充分些，把应对措施准备得更周全些，切实增强工作的预见性、主动性，巩固和拓展来之不易的良好势头，从防、治、复三个维度统筹下一阶段疫情防控和经济社会发展。一是把防范境外输入作为疫情防控的首要任务。在前一阶段建立工作专班、建立十大防控机制、重点口岸派驻工作组等基础上，坚持境内与境外相结合，进一步做好源头工作，针对性地完善疫情防控体系，加强海外侨胞防疫物资援助。特别是对来自或去过疫情严重国家的入境人员，采取严密检疫措施，严格落实隔离措施，切实做到输入病例第一时间发现、第一时间管控，确保境外输入的疫情不扩散、不蔓延。二是统筹抓好投资出口消费"三驾马车"。在做好扩大有效投资和出口恢复的同时，加大餐饮住宿、家政服务、文化旅游、商业零售等复工复产复市力度，谋划推进一批促进线上线下消费的举措，把被抑制的消费释放出来，把在疫情防控中催生的新型消费、升级消费培育壮大起来。在"三服务"中把各种帮扶政策落实下去，组织广大党员干部深入基层一线，着力帮助企业解决要素保障、产业协同、物流畅通等方面的困难，着力解决群众生产生活中遇到的实际问题，确保各种财税金融政策真正落细落实落地。三是集中优势兵力和资源开展防疫科技攻关。在病毒溯源、快速检测、精准诊疗、疫苗开发等方面拿出更多科研成果，为打好疫情防控人民战争、总体战、阻击战贡献浙江智慧和力量。

不谋全局者，不足以谋一域；不谋万世者，不足以谋一时。2020年是高水平全面建成小康社会的决胜之年和"十三五"规划收官之年，也是开启现代化新征程的交汇之年，巩固和拓展"两战"成果，必须将疫情防控与实现全年经济社会发展目标任务结合起来，与实现决胜全面建成小康社会、决战脱贫攻坚目标任务结合起来，与圆满完成"十三五"规划结合起来，将其融入省域治理现代化的进程之中。在方法上，在统筹推进疫情防控和经济社会发展中更好地发挥改革"关键一招"作用，努力交出以改革筑牢人民群众生命健康制度防线、赋能经济社会发展的高分答卷。

一是统筹抓好疫情防控和脱贫攻坚。根据习近平总书记在决战决胜脱贫攻坚座谈会上的总体部署，浙江提出要夺回疫情耽误的时间，形成打赢脱贫攻坚战的强大合力，为全国大局多作贡献。省内扶贫开发要健全"两不愁三保障"明细账户，精准帮扶到户，高度重视解决因病返贫、因残致贫的问题，帮助下山移民解决搬得下、稳得住、能致富的问题，确保扶贫开发"不落一村、不落一户、不落一人"。省外对口帮扶要尽快资金到位、人员到岗、项目开工，巩固已脱贫地区的成果，助力未脱贫地区攻坚，确保对口地区如期脱贫摘帽，并谋划建立对口帮扶长效机制，扶上马、送一程。

二是统筹抓好疫情防控和乡村振兴。2020年3月，浙江省出台《高质量推进乡村振兴战略确保农村同步实现高水平全面小康的意见》，要求全面落实中央一号文件精神，对照前列要求，找准着力点，统筹推进农村疫情防控和经济社会发展。当前要在确保疫情防控工作的同时，全力组织春耕生产，让农民干起来、农贸市场活起来、农家乐旺起来，稳定农民预期、稳定播种面积、稳定粮食产量、稳定生猪生产，加强科技支农、科学防疫，迅速全面恢复农业生产秩序，确保市民的"米袋子""菜篮子"货足价稳，确保农民的"钱袋子"富足殷实。努力把疫情影响降到最低，把农业基础打得更牢、"三农"领域短板补得更实，把新时代美丽乡村"金名片"擦得更亮，争当农村改革领跑者、城乡融合模范生、乡村振兴排头兵，确保农村如期同步高水平全面建成小康社会。

三是统筹抓好疫情防控和"六稳"工作。2020年3月20日，浙江省召开稳企业防风险专题会议，要求各地各部门按照坚定信心、迎难而上、苦干实干，坚持稳中求进工作总基调，认真落实"六稳"工作要求，聚焦风险挑战，注重协同应对，按照"整体智治"的现代政府理念，实行专班运作，第一时间准确研判形势，第一时间把握关键环节，第一时间主动出手应对，落实落细真金白银惠企政策，快速有效防范化解风险，精准有力克服疫情对经济的影响，确保"两手硬、两战赢"。重点关注当前全球疫情扩散、国际金融市场动荡、经贸摩擦"三大要素"交织，给我省经济带来突发性强、涉及面广、关联度高、影响程度深、不确定性大的新风险新挑战，通过全力稳外贸、实施减支减租减息联动、融资畅通工程、加大技术攻关力度、做好稳地价稳房价稳预期工作、扩大有效投资、促消费扩内需等举措，精准高效做好稳企业防风险工作。

四是统筹抓好疫情防控和长三角一体化发展。2020年2月，浙江省召开推进长三角一体化发展工作领导小组会议，3月又召开推动建设长三角生态绿色一体化发展示范区大会。要求认真落实长三角合作机制，统筹推进疫情防控和经济社会发展工作，为复工复产、为国家战略落实、为发展大局贡献力量。2020年是长三角一体化发展国家战略从全面部署到全面实施的落实之年，要进一步对标对表国家规划纲要和我省行动方案，逐一细化落实，推进一批具有引领意义的重大事项、具有示范意义的重大平台、具有创新意义的重大改革举措、具有带动意义的重大项目，尽快取得标志性成果。重点是要按照推动形成优势互补高质量发展区域经济布局的要求，下好一体化示范区建设这一先手棋，发挥极化示范效应，以示范区建设突破推动中心区建设，继而辐射全域高质量发展。

五是统筹抓好疫情防控和"一带一路"建设。3月19日，浙江省召开推进"一带一路"建设工作领导小组第三次（扩大）会议，要求深入研究分析共建"一带一路"面临的新情况新变化新契机，加强内外沟通和服务保障，在积极开展疫情防控国际合作，坚定抓好十大标志性工程等已有重点任务落实，发挥数字、浙商、通道、平台四大特色优势，深化对外开放和国际合作，使浙江"一带一路"建设工作落地生根、开花结果、走在前列。

三、全面恢复生产生活秩序

为加快建立同疫情防控相适应的经济社会运行秩序，经各方充分评估论证，3月23日省委常委会扩大会议决定我省重大突发公共卫生事件应急响应级别由二级调整为三级，由省政府授权各设区市政府作为三级响应防控措施的实施主体，由各地根据实际情况，及时调整防控政策和工作举措，在切实防止疫情反弹的前提下全面恢复生产生活秩序。

一方面，全省通过深化完善"一码一库一平台一指数"，全力打好防控境外疫情输入硬仗。我省作为开放大省、侨务大省，全球多点暴发的形势让境外疫情输入性风险增加，各地各部门把防控境外疫情输入作为这一阶段重中之重的任务，在前段工作的基础上进一步守牢防线、精密防控。关口把控做到严之又严，采取更加严密的检疫措施，严格全面落实入境人员 14 天集中隔离医学观察措施，实现从入境开始各环节无缝对接、不留盲点，守住入境大门、管住社区小门，确保形成闭环。精密智控力求准之又准，深入实施境外疫情输入防控各项机制，更大力度运用境外人员网上个人入浙健康申报平台和健康码国际版，继续强化联防联控机制，确保各项管控措施和应急准备工作落实落细。坚决守住返乡排摸关、入境管控关、通道管控关、社区管控关、隔离管控关和医疗救治关，奋力夺取我省疫情防控阻击战更大胜利，为全国大局作出浙江贡献。

另一方面，全面推动高质量复工复产，在全省域全面恢复正常生产生活秩序。在疫情防控和复工复产的新阶段，全省上下坚定信心、积极作为，全面落实落细稳企业稳经济各项政策措施，全面推动高质量复工复产跑出加速度。一是把挖潜力的工作做得更实，在抓投资、提消费上下大功夫、真功夫，着力扭转防控形成的生活惯性，积极引导群众走出家门、走进大自然，推动浙江人游浙江，欢迎全国游客游浙江，加快推动服务业、旅游业复苏和小微企业复产。二是把发展眼光放得更远，在招引人才、推动创新上出硬招实招，深刻理解当前挑战期也是发展"窗口期"、黄金期的辩证法，拿出超常规举措、打造超一流环境，在创新发展上快人一步、先人一招，不断构筑赢得未来的新优势。三是把"三服务"开展得更精准，积极研判国际疫情给我省经济运行、外经外贸造成的影响，做好应对预案，加强政策储备，以心贴心、实打实的举措帮助企业渡难关，推动扶持政策真正落细落实落地。四是把社会治理做得更精细，精准回应群众生产生活需求，高度关注各类人群身心健康，稳妥有序安排各类教育机构恢复运行，积极化解复工复产复学中引发的各类矛盾纠纷，确保疫情期间、疫情过后社会持续平安稳定。

四、化危为机建设"重要窗口"

3月29日至4月1日，习近平总书记先后来到宁波、湖州、杭州等地，深入港口、企业、农村、生态湿地等，就统筹推进新冠肺炎疫情防控和经济社会发展工作进行调研。习近平总书记对浙江各项工作予以高度肯定，并强调要增强防控措施的针对性和实效性，要善于从眼前的危机、眼前的困难中捕捉和创造机遇，深入推进重要领域和关键环节改革，加大改革力度，完善改革举措，加快取得更多实质性、突破性、系统性成果，为全国改革探索路子、贡献经验，努力成为新时代全面展示中国特色社会主义制度优越性的重要窗口。习近平总书记重要讲话精神为我省进一步统筹推进疫情防控和经济社会发展工作提供了遵循、指明了方向。浙江省委站在"重要窗口"建设者、维护者、展示者的高度，就巩固拓展疫情防控成果和加快建立同疫情防控相适应的经济社会运行秩序作出了一系列决策部署。

一是深化完善精密智控网，继续交出疫情防控高分答卷。省委要求疫情防控要坚决克服麻痹思想、厌战情绪、侥幸心理、松劲心态，持续抓紧抓实抓细外防输入、内防反弹工作，不断巩固拓展疫情防控成果，坚决防止疫情反弹。继续把严防境外疫情输入作为重中之重来抓，进一步完善精密智控网和闭环管控措施，补短板、堵漏洞、强弱项，坚决守好口岸大门、管牢社区厂区商区小门。扎实做好无症状感染者监测、追踪、隔离和治疗，建立常态化检测筛查机制，在发现得了、发现得早上下更大功夫。

二是高质量推进复工达产，加快建立同疫情防控相适应的经济社会运行秩序。浙江省委要求进一步强化"六稳"工作，落实"六保"任务，稳住基本盘、打好主动仗，奋力跑出高质量发展加速度。继续围绕重点产业链、龙头企业和重大投资项目，打通堵点、连接断点，加强要素保障，促进上下游、产供销、大中小企业协同复工达产。聚焦提升产业基础高级化、产业链现代化水平，完善政策措施，开展精准招商，谋划实施一批强链补链项目，提升核心领域技术产品自主可控和安全高效水平，全力保障产业链供应链稳定。加快服务业复产的统筹工作，更大力度拓市场，坚持国际国内两个市场联动抓、促消费拓市场一起上，充分发挥数字经济优势，加快培育经济发展新动能，进一步畅通产业循环、市场循环、经济社会循环。深化社会治理领域"最多跑一地"改革，建好用好县级社会矛盾纠纷调处化解中心，推动各级领导干部下访接访约访，着力把各类矛盾问题解决在萌芽、化解在基层。

三是着力补齐疫情暴露的短板，夺取建设"重要窗口"的开局胜利。浙江省委坚持在危机中育新机、于变局中开新局，全面梳理排查疫情防控中暴露出的短板，按照"努力成为新时代全面展示中国特色社会主义制度优越性的重要窗口"的新目标新定位，全面部署了高质量发展和省域治理现代化。省委十四届七次全会要求全省各地各部门对标对表习近平总书记对浙江工作提出的明确要求，努力建设好 10 个方面"重要窗口"，加快形成 13 项具有中国气派和浙江辨识度的重大标志性成果，奋力谱写新时代建设"重要窗口"的壮丽篇章。

第四节 浙江疫情防控决策的主要特点

浙江快速反应、果断决策，综合运用战略思维、创新思维、辩证思维、法治思维、底线思维、历史思维，在疫情防控的各个阶段科学研判疫情形势、准确识别主要矛盾、动态调整防控策略、系统构建应急机制、统筹协调各方力量，取得了疫情防控的良好成效，也为应急治理的科学决策提供了浙江实践。

一、坚持"一切为了人民"与"一切依靠人民"相统一

阻击新冠肺炎疫情是一场人民战争，同时也是践行以人民为中心的价值取向的重要阵地。在战略方向上，省委省政府始终坚持将"一切为了人民"作为决策的价值目标。坚持把人民群众生命安全和身体健康放在第一位，将企业和群众的需求融入到统筹抓好"防""治""复"的决策部署中，落实到风险预警—识别—管理—服务全流程的各个环节。在战术方法上，始终坚持将"一切依靠人民"作为决策的实施路径。通过健全机制、下沉力量、创新方法，以社区为战"疫"第一线，在动员群众、组织群众、凝聚群众中构筑群防群治的严密防线，将各项疫情防控决策落实到"最后一公里"。充分运用"大数据＋网格化"手段，将积极投身疫情防控的人民群众有序纳入社区防控网络，举全社会之力构筑外防输入、内防扩散的严密防线。

二、坚持整体政府与专班运作相统一

集中统一的组织、动员、指挥体系是我国"集中力量办大事"的制度优势在危机治理中的充分展现，也是浙江省取得疫情防控阶段性成效的关键要素。在组织结构上，坚持"整体政府"理念，构建扁平化的决策组织体系。省疫情防控领导小组在省委常委会领导下开展工作，建立健全联防联控、群防群治、协同高效的工作机制，构建起了以省防控领导小组为中枢的"战时"指挥体系，为全面动员、全面部署奠定了坚实的组织基础。在体制机制上，坚持系统治理，构建全流程的闭环管控体系。省疫情防控领导小组一经成立就确定了每日例会和日调度制度，建立疫情报告、信息发布和舆情引导机制，建立督查机制、应急响应机制、物资调配机制，形

成了信息全透明、物资有保障、督查全覆盖的管控回路，确保各项决策部署能及时出台、及时实施、及时生效。在运行过程中，坚持问题导向，构建专班化的工作推进机制。针对防控各阶段主要矛盾和目标任务的变化，省疫情防控领导小组先后成立省市口罩工作专班，多渠道提高医用物资供应保障能力；成立企业复工复产专班，为企业复工复产营造畅通的经济循环；成立防范境外输入工作专班，落细落实境外疫情输入防控十大机制，科学精准防范境外疫情输入蔓延。

三、坚持发挥优势与补齐短板相统一

省委省政府运用"八八战略"蕴含的方法论，为疫情防控决策提供科学指引。面对严峻复杂的疫情形势，立足自身，将常态治理优势转化为应急治理效能。在救治决策中，充分发挥县域医共体优势，全面提高医疗救治定点医院规范管理水平和处置保障能力。在防控决策中，充分发挥大数据等现代技术优势和网格化管理的基层组织优势，持续有力落实基层管控各项决策。在统筹疫情管控与经济发展决策中，充分发挥转型升级先行先试和数字经济发达等优势，找准新形势下经济发展的关键点和增长点。在统筹疫情管控与社会治理的决策中，充分发挥新时代"枫桥经验"和"最多跑一地"改革优势，将疫情可能引发的矛盾风险防范于早、化解于小，推动社会治理更加主动。着眼疫情引发的长远影响，统筹全局，以补齐疫情暴露的短板推进省域治理现代化。在疫情防控取得阶段性成效时，省委认真研究"如何加快补齐这次疫情所暴露出的突出短板"的问题。通过补齐公共卫生应急管理体系和基层治理资源不足等突出短板，更高标准推进公共服务供给侧改革；通过补齐真正影响企业发展的短板，更高标准推进营商环境建设；通过补齐农村基础设施、生态环境、公共服务、风险管控应急处置等突出短板，更高标准推进城乡统筹发展。

四、坚持抢抓战机与长远谋划相统一

省委省政府在疫情防控各个阶段审时度势，准确把握国内外疫情防控和经济形势的阶段性变化，在"变"与"不变"中实现了准确研判、科学部署、精准施策。在疫情初发阶段，准确预判疫情快速发展趋势，以"十个最严"管控措施坚决阻断第一波传染源。作为全国率先启动重大公共突发卫生事件一级响应的省，聚焦"内防扩散、外防输出"的阶段性目标，突出抓好"十个最严"，把全社会迅速动员起来，严格排摸传染源，严格阻断潜在的传播途径，坚决有效遏制疫情扩散蔓延势头。在防控关键阶段，精准分析疫情对经济社会影响，以精密智控机制有序推进"两手抓、两战赢"。元宵节后，综合分析疫情防控工作出现的一系列积极变化和各类人员大量集中返浙、企业即将集中复工等风险因素，提出在确保疫情可控的前提下，有力有序推动企业复工复产，综合施策保持经济平稳运行，努力实现疫情防控、群众生活、经济运行多目标优化。在防控决胜阶段，统筹分析国内外疫情及长远影响，在切实防止疫情反弹的前提下全面恢复生产生活秩序。省委要求始终绷紧疫情防控这根弦，按照"外防输入、内防扩散和局部爆发、分类指导"策略，把防控境外输入风险作为重中之重，抢抓化危为机的黄金期，在统筹谋划发展上快人一步、先人一招，全面恢复生产生活秩序，加快推进省域治理现代化。

五、坚持科学决策与精准施策相统一

浙江省在应对疫情大考中，充分应用政府数字化转型的成果，数字技术赋能形势的准确研判、资源的高效配置、舆论的有效引导，构筑起科学精准的政策制定实施体系。在政策制定环节，大数据疫情分析为科学决策提供依据。医疗大数据与交通大数据的综合分析为决策部门锁定了重点区域、重点人群和重点场景，提前预测疫情发展趋势，指导医疗资源的合理调度。基于电力大数据的企业复工电力指数为制定惠企政策提供支持。在政策实施环节，"一图一码一指数"为精准施策提供保障。"健康码"让"管住重点人、放开健康人"成为可能，为浙江人民回归正常生活秩序奠定基础。一目了然的"疫情图"为科学精准有效防控提供依据，也为全省各地有序推进复工复产提供个性化引导。管控指数和畅通指数综合构成的"精密智控指数"，让该静的继续静下去，让该动的有序动起来，在提升治理效能的同时大大降低治理成本，浙江至今未发生应返工导致的新增确诊病例。

六、坚持省域防控与全国大局相统一

浙江省委在防控决策过程中坚持把握好省域防控与服务全国大局关系，既从全国全球的视角研判浙江的防控形势，又为全国全球的整体防控贡献浙江力量。一是完善医疗资源全省域调配机制，统筹省内外两头救治。一方面在全省范围内科学合理调配医疗资源和救治队伍，全面落实"集中患者、集中专家、集中资源、集中救治"；另一方面，积极响应党中央支援武汉的指令要求，火速集结精锐之师驰援湖北和海外，为全球范围内抗击病魔贡献了浙江智慧。二是拓展精密智控体系防控范围，严防境内外输入蔓延。浙江省探索建立精密智控机制，着力防输入防集聚的同时畅通物流人流商流，对取得疫情防控阶段性成效发挥了重要作用。进入全球抗疫的新阶段，浙江省深化发展"一码一库一平台一指数"，迅速推广"健康码"国际版，第一时间掌握入境返浙人员信息，形成"提前知、提前控、全程知、全程控"的全链条闭环管控。三是建立产业链复工复产协同互助机制，推进高质量一体化发展。浙江省在深化"三服务"做细做实惠企政策和精准帮扶的同时，更是从产业发展入手，创新运用"补链十法"，全面梳理形成打通跨区域产业链的企业清单，一体推进原材料供应商、储运商、零售商同时恢复、同步畅通，全力推动产业链协同复产，并以此为契机推动长三角更高质量一体化发展。

第二章

健全机制：发挥省域治理体系比较优势，
打赢疫情防控阻击战

2020 年 1 月 28 日，习近平总书记会见世界卫生组织总干事谭德塞时表示，"在中国共产党的坚强领导下，充分发挥中国特色社会主义制度优势，紧紧依靠人民群众，坚定信心、同舟共济、科学防治、精准施策，我们完全有信心、有能力打赢这场疫情防控阻击战"。浙江省委省政府根据中央统一部署，充分发挥制度优势，并结合浙江实际，围绕阻断和救治这两个关键点，建立健全了联防联控机制、集中救治机制、物资保障机制、依法防控机制等一系列疫情防控机制，形成了疫情防控的强大合力。

第一节　高效协同的联防联控机制

疫情防控是全方位的工作，是总体战。这就意味着它不是一个部门或一部分人能够完成的，而是一个全体系的过程、综合性的治理。需要以协同治理的理念，在应急状态下迅速动员各方力量，将分散在各部门各地区的资源进行有机整合，形成强大的应急管理绩效。在疫情防控阻击战中，浙江始终坚持"总体战"定位，迅速建立高效协同的联防联控机制，联防联控、群防群控、严防严控，确保疫情管控力大于传播力。

一、以系统思维率先启动五级联防联控

在疫情防控初期，联防联控机制的主要发力点和目标指向就是通过联动形成的强大合力和机制作用及早发现、阻断传染源。根据 1 月 23 日提出的"十个最严"，除后续将要提到的医疗救治、物资保障、信息公开外，联防联控机制主要聚焦于阻断传染源，体现了对新冠肺炎疫情传播规律的科学认识和对症下药，主要包括：严密开展全面排查、严格落实隔离观察措施、实行聚集活动限制、严防疫情跨界输入等。以严防疫情跨界输入的客运管控为例，仅公路客运一项，当时全省就有跨省客运线路 1889 条，跨省客运线路日班次 2626 班，要在 1 月 27 日零时起就全面暂停进出浙江的经营性省际长途客运班车和省际水路旅客运输，没有上下左右各级的联动，是无法想象的；而要在不同交通系统之间进行协调，更非联防联控机制不可。例如，铁路方面要提前一天将入浙的湖北籍乘客信息（湖北籍乘客身份信息、车次、到达时间、到达车站）提供给省防控办、省交通运输厅和地方人民政府，才能实现信息共享、关口前移、精准管控。

联防联控机制在浙江的率先建立和快速发力，与浙江省长期以来坚持系统思维，以系统集成抓治理改革的努力密切相关。以"最多跑一次"改革为代表的浙江治理改革就是"以人民为中心"的系统集成。如果说，联防联控机制在之后成为"全国标配"机制的话，那么浙江的优势在于——在系统集成的理念下率先建构联防联动，赢得先机；又在系统集成的治理环境下，让"联防联控"之"联"更加紧密，更显实效。早在 1 月 28 日的省新型冠状病毒感染肺炎疫情防控工作领导小组例会上，浙江便鲜明地提出，以整体政府的理念建机制、抓协同、强保障、促落实，定期研判会

商"疫情、舆情、社情"，量化细化全省疫情防控"十个最"的工作举措，推动形成全省域闭环管控。

系统思维不仅使得在省级层面的联防联控机制发力，也让"联防联控"体现、浸润在防控实践一线的各个层次甚至每一条毛细血管之中。例如，在启动一级响应的第二天（1月24日晚），TR188次航班从新加坡到达萧山机场，机上335名乘客中有武汉客人116名。根据事先掌握的信息，杭州市与机场联动进行了严格管控。飞机着陆后，2名发烧人员即被送至萧山区第一人民医院，其余武汉乘客在机场宾馆就地隔离，219名其他乘客在市委党校集中医学观察，属地党委政府和市卫生健康部门按照医学隔离标准和诊疗规范，做好后续工作。这一案例被广泛点赞，舆论普遍对杭州市应急处置的精准、高效感到满意。这背后，全方位的整体政府理念和联防联控思路，发挥了至关重要的作用。

二、以精细化管控机制确保疫情管控力大于传播力

联防联控的关键是抓实抓细管控措施，"存量防扩散、增量防输入"，绝不放过每一个可以发现病例的机会，绝不放过每一个可能导致疫情传播的环节。正如李兰娟院士1月底在接受媒体采访时所说，目前发现病人是"不怕多，就怕漏"。"不怕多，就怕漏"的定位以及与之相对应的各项精细化、实操化的联防联控措施，正是"务实、守信、崇学、向善"为内涵的当代浙江人共同价值观之生动体现，也是从机关效能建设、服务型政府到"最多跑一次"等改革过程中锤炼的干部队伍能力素质的典型反映。具体地，我们从制度和方法两个层面来阐述。

在制度上，集中体现为从"十个最严"到"八大管控机制"。继1月23日提出"十个最严"之后，浙江又于2月1日提出以铁的决心、铁的纪律、铁的措施落实"八大管控机制"：一是重点人群动态管控清单发布

机制，及时统一发布确诊病例、疑似病例和密切接触者的动态数据，实施动态管控；二是"集中硬隔离＋居家隔离硬管控"机制，重点人员一律按规定实行集中硬隔离，居家隔离也要明确管控责任人；三是出入口受控进出机制，健全机场、码头、火车站、高速口属地联动机制，逐一筛查登记，逐一管控到位，强化省、市、县、乡（镇）、村（社区）五级联动，坚决杜绝重点人员在省内跨区域流动；四是"属地管控军令状"机制，层层下达管控清单，层层落实管控任务，确保管控措施到人、管控责任到人；五是跨区域失管漏管脱管通报机制，实现数据共享、信息互通、闭环管控；六是"管控力指数"发布机制，精准评估一个区域的领导力和管控力；七是周边区域防控工作相互监督机制，促进区域间协同防控；八是暗访督查、典型案例发布和快速问责机制，加大暗访力度，及时查找疫情防控的死角和盲区，及时发现消耗基层干部防控精力的形式主义和官僚主义行为。这些管控机制，从宏观到微观，从措施到责任，从重点到全域，具有全面的覆盖性。八大管控机制，最终统合于联防联控大机制，依靠联防联控，实现最强管控。

在方法上，运用联防联控的机制性作用抓实抓细管控措施的集中体现是全面采用量化细化闭环管理和表格化管理方式。具体包括：一是紧扣受控流动，实行最全面的排查，按照量化细化、表格化的要求，充分运用"大数据＋网格化＋跟踪随访"的手段，建立重点人群清单，实时汇总上报，确保"不漏一村一组、不漏一家一户"。二是紧扣受控进入，严把入浙卡点、陆海空卡口，坚决把增量严严实实挡住。对入浙人员按规定全面实施"受控进入"，一律严格核查信息，问清"从哪里来、到哪里去、来干什么"。高度重视关注类人员的跨省流动和铁路入口流动人员，着力强化对民航、铁路、公路等重点领域和薄弱环节的有效管控，实行表格化管理、量化细化到人。特别是，严格落实重点人群跨区域数据共享和快速倒查机制，聚焦"人要管住、物要畅通"，健全首站负责制和沿线联动机制，切实强化机场、火车站、高速口和城际公交的"大数据＋网格化"管控措施，确保"提前知、提前控，过程知、过程控"。三是在返城返岗返工、企业有序复工复产阶段，按照"科学、精准、严密、高效"的要求，有针对性地制定措施，做到"回来前有准备、回途中有秩序、回来后有制度"，全力抓好"三返"人员的精准有效管控，严密守住入浙"大门"和社区、企业"小门"。

进入 4 月以后，浙江深入学习贯彻习近平总书记考察浙江重要讲话精神，对标"重要窗口"目标定位、对表走在前列使命要求，准确把握疫情新变化新特征，进一步做好量化细化闭环管理。一是稳妥有序做好离汉返浙人员工作，把健康码申报过程作为"提前知、提前控"的关键环节，把验码检测作为发现问题的重要手段，实行"申报＋验码＋检测＋服务"全流程全链条闭环管控，夯实管控责任，一视同仁落实好守住街区社区小门等防控要求，政策更精准、工作更到位、服务更暖心。二是进一步完善跨区域失管脱管漏管快速倒查机制和"触网"预警机制，落实好精准、严密、智慧的点穴式管控措施，打造精密智控指数 6.0 版。三是切实做好学校疫情防控工作，健全风险隐患排查管控和应急处置机制，建立并完善逐校确认与一校一策机制、健康申报与动态排摸机制、应急反应与责任倒查机制、封闭管理与健康指导机制；鼓励学校加强实践创新，建立最小防控网格，最大限度减少教职员工及学生交叉集聚，做到一旦发现问题能够快速响应、精准有效解决，确保学校安全开学、学生安心上学。

运用联防联控的机制性作用抓实抓细管控措施，显现出明显的成效。突出反映在以下几个方面：一是主动发现的病例占绝大多数。早在 1 月 30 日左右，浙江确诊的绝大多数病例都有湖北、武汉的流行病学史，都是输入性病例，更为重要的是，发现的病例绝大多数都是来源于发热门诊、集中隔离点、重点人员的医学观察期间和各个交通道口卡点检查检疫，这充分说明了管控措施的有效性。二是较早出现管控力大于传播力的关键性指征。在联防联控机制启动一周之后的 1 月 31 日，全省就已有 33 个县(市、区)连续两天没有新增确诊病例，说明部分地区对疫情的管控力已经大于疫情传播力，局部地区已经出现了拐点的迹象。三是治愈率高，返工导致的新增确诊病例较少。联防联控机制启动三周后的 2 月 16 日，全省新增确诊病例已连续 3 天降到个位数，累计治愈人数除湖北外居全国第一位，并且治愈了一名 96 岁的高龄患者；全省 11 个县（市、区）没有确诊病例，19 个县（市、区）连续 14 天以上没有新增确诊病例，全省 80%以上的新增病例为主动发现病例。

三、以服务效能确保联防联控既有强度又有温度

浙江坚持严而有序，更加关注群众生活便利化，着力畅通社区物流，将心比心做好居家采购、订餐配送、事项代办、心理疏导等便民服务，善待关爱隔离人员、外来人员、特殊群体和困难群众，努力实现"群众不出门、服务送上门"。具体有以下几个特点：

第一，运用"最多跑一次"改革的"便"，缓解疫情防控中群众"办事难"问题。面对突如其来的疫情，"少出门、不聚集"是群众居家抗疫的刚性要求。如何既不出门、又办得了事，是老百姓在疫情期间的新期盼，也是政务服务需要解答的两难问题。"最多跑一次"的改革优势、"数据跑路"的机制效应，在这场重大公共危机事件中发挥了重要作用。浙江推广运用网上办、掌上办、邮寄办、电话帮办等服务，及时推出疫情防控期间的便利化举措，最大范围推动政府部门"最多跑一次"事项接入"互联网＋政务服务"平台，努力实现网上可办、无纸可办。不少地方还创新推出"疫期版"的"最多跑一次"，如"复工跑一次"、疫情卡口"最多停一次"，

为办事群众和企业提供细致周到的服务。以疫情期间的医保业务办理为例，为了减少现场办理感染的风险，浙江推广"不见面办"和"延期办"措施。其中，"不见面办"，是指通过浙江的政务网或者"浙里办"APP掌上办等网上平台办理相关业务。

第二，运用联防联控机制的"联"，强化疫情期间的生活必需品联保联供。联防联控，联的不仅是防和控，同时也联结服务、集成服务。疫情发生后，浙江在全省构建了生活必需品联保联供"11+1+N"的应急机制，对全省11个市实行联保联供，在省本级，以省农发集团作为机动力量，在全省各地动员一批重点批发市场。同时实施快速响应机制，对生活必需物资的运输车辆发出专用通行证，为企业出具民生保供企业资质证明，加强了商贸企业的交通运输保障。按照全省"一盘棋"的思路，做好生活必需品的保障供应。又如，在农产品保供方面，联防联控机制——省疫情防控领导小组生活生产组、省发改委和省农业农村厅为农产品持续保供出台了五个方面、十六项措施，主要有：增加农产品有效供给，包括扩产能、增采购、广储备等；畅通农产品及农业生产资料的运输通道，包括保畅通和降成本；提升农产品市场交易能力，包括开市场、转方式等；加强农产品保供政策支持，包括保用工、优金融、抓管控、减税费、强监测、抓宣传等；切实保护农民的生产积极性，包括重信用、增库容、献爱心等。

第三，运用基层治理机制的"暖"，切实保障疫情期间群众生活。针对不同疫情的社区，引导开展"敲门关爱行动"。对居家隔离的群众，实行统一送餐、统一倒垃圾、统一张贴居家隔离标识、统一医护人员上门指导。在这方面，基层治理的力量发挥了重要、基础的作用。基层党支部、网格、物业公司、社区人员分片包干，充当快递小哥、送奶工、保洁员、心理咨询师等多重角色，有效解决被隔离居民的买菜吃饭、看病配药、垃圾处理等生活问题。

四、以全链条闭环管控严防境外输入性风险

3 月以后，在国内疫情趋于平稳时，国际疫情却呈现快速蔓延之势，形势复杂严峻。浙江是侨务大省和对外开放大省，境外疫情输入蔓延的风险比较大。在这样的背景下，浙江省把严防境外疫情输入蔓延作为疫情防控的首要任务，精准施策、严密防范，落细落实境外疫情输入防控十大机制，全流程、全方位做好精密应对和精细准备工作，全力抗击第三次冲击波，慎终如始防控疫情。在这其中，联防联控、闭环管控的理念和机制再次发挥了主要作用。

一是全链条把好"五大关"，实施闭环管控。境外入浙人员行程链条复杂，要有效防范输入性风险，必须实施全链条闭环管理、联防联控。浙江为精准有效防控境外疫情输入，建立了工作专班并在全国和省内重点口岸派驻工作组，在此基础上将全链条联防联控机制定位为把好"五大关"，即返乡摸排关、入境管控关、通道管控关、社区管控关和隔离管控关。具体包括：完善境外入浙人员联系人清单制度，强化对入境人员预排查和信息收集工作，回国提前告知，确保全过程受控。关口前移，强化机场口岸等入境节点的首站负责制、属地责任制和信息共享机制，对来自或去过疫情高风险国家的入浙人员，依法严格落实入关筛查检测防控措施，严格全面落实入境人员 14 天集中隔离医学观察措施，依法保障境外入浙人员合法权益。通过"五大关"的联防联控，形成"提前知、提前控，全程知、全程控"的全链条闭环管控。

进入 4 月以后，习近平总书记在中央政治局会议和在浙江考察时发表重要讲话，作出了"把重点放在外防输入、内防反弹上来，保持我国疫情防控形势持续向好态势"新部署，发出了"在疫情防控常态化条件下加快恢复生产生活秩序"的新动员。浙江根据总书记重要讲话精神，奋力打

好"下半场"，以建设"重要窗口"的使命担当，坚决落实外防输入、内防反弹的各项举措。省委提出，坚持外防输入、内防反弹，特别把严防境外疫情输入作为疫情防控重中之重，不断巩固和拓展疫情防控成果。实现全员、全方位、全链条精准防控、闭环管控，坚决守好口岸大门和乡村社区厂区商区等小门。同时，突出做好无症状感染者监测、追踪、隔离和治疗，患者出院后按要求复查，不断巩固和拓展疫情防控成果。完善与省内外航空、港口、陆路、水路等入境口岸的协调衔接、闭环管控机制，强化跨省信息共享、工作联动，加强对海上渔船的管理工作，构建"从国门到家门"的多层次全方位防控链条，最快时间做到应查尽查、应核尽核、应收尽收、应隔尽隔，守好海上"大门"，有效堵住防控漏洞。特别是，作为东部沿海省份，浙江不仅要守好航空、海港等口岸，还必须守牢漫长的海岸线，确保"海上大门"无疏漏，为此，浙江深入开展防范打击非法入境"净海"专项行动，加强集中巡航和区域监管，查处违法违规船只，严惩海上偷渡等犯罪行为。自4月中旬开始实施的"净海"行动，至5月初全省共查获63名非法入境人员，其中海上非法入境8人。统筹海上疫情防控和国际航行船舶船员换班工作，落实沿海属地责任，完善专项处置机制，实现中国籍船员"应换尽换、应上尽上"。

二是结合境外输入性风险特征，打造精密智控升级版。联防联控智能化产生了"一图一码一指数"的精密智控浙江模式，结合境外输入风险的特征，浙江发挥精密智控机制作用，推出"一码一库一平台一指数"，体现了"点穴式"精准防控和全链条联防联控的本质：依托"一平台"和"一库"，实现"门外"源头预控；依托"一码"，实行"门内"分类管控；依托"一指数"的迭代，兼顾管控与安侨。

三是实行长三角联防联控和跨国联防联控。国际疫情快速蔓延之后，防控形势更趋复杂，特别是入境人员可能绕道入境，潜伏较大的隐患。针对这一特点，浙江在防范境外输入风险工作中，坚持全国一盘棋，加强与国家有关部委、省（市、区）特别是长三角地区的协作沟通，构建完善联防联控机制，及时共享信息、共管人流，主动掌握疫情动态，第一时间做好应对防控。长三角联防联控是重点，加强与长三角地区等兄弟省市的口岸联防联控，完善协同机制，规范防控标准，点对点共同做好防控工作，确保境外输入的疫情不扩散、不蔓延。在跨国联控方面，与重点国家建立跨国联防联控机制，加强与当地政府、侨领和我驻外使领馆的联系沟通，向侨胞主动做好疫情防控政策的宣传引导和沟通解释工作，用心用情帮助他们解决实际困难，提醒他们减少不必要的出国旅行、谨防交叉感染。联防联控的同时做好关心援助。浙江省在海外有 202 万浙籍华侨华人，分布在欧洲最多，其中意大利就有 30 多万人，全省迅速行动，对海外华侨华人进行紧急援助。

在浙江联防联控机制中，还有一块重要的内容，即以基层治理优势实施有效的群防群控。群防群控是广义的联防联控机制之一部分，也是最基础的部分，社区是疫情联防联控的第一线，也是外防输入、内防扩散最有效的防线。浙江充分发挥其在基层治理方面积累的基础和优势，动员群众、组织群众开展群防群治、社区防控，枫桥经验、平安浙江、三治融合、四个平台、网格化、"最多跑一地"等基层治理领域的"浙江元素"在联防联控中发挥了重要作用。

第二节　以人为本的集中救治机制

如果说，联防联控机制主要旨在化解"防输入、防集聚"的双重管控压力，那么集中救治机制的目标则在于解决"清存量、减病亡"的双重救治压力。根据习近平总书记和党中央关于集中救治的部署，浙江较早地推行以"四集中"为核心的救治机制，制定"三早、四集中、五强化"医疗救治策略，统筹全省优质医疗资源，以重型、危重型病人救治为重心，着力完善救治网络、优化救治程序、提升救治效率，并充分发挥本省在医疗资源、医共体建设、分级诊疗改革等方面的优势，取得了较好的救治效果。

一、病患分流降风险提效率

新冠疫情来势汹涌迅猛，由此导致短时间内大量发热病人涌向医院与医院收治能力之间的紧张关系十分突出，许多轻症患者或者疑似病例，甚至一些普通感冒患者可能被交叉感染或者二次感染；一些重症患者却得不到及时医治。为破解这个难题，浙江省充分利用其在互联网诊疗和分级诊疗改革中积累的优势，实施病患分流，降低交叉感染风险，提高诊治效率。

病患分流的主要做法是：依托浙江省互联网医院平台，引导普通患者进行线上咨询问诊。同时，开通疫情防控公共服务管理平台，24 小时在线提供问诊服务，并根据定位就近推荐医生在线咨询或复诊。疫情之初，全省可提供互联网医疗服务的医疗机构共 389 家，高峰期在线医务人员达 3.9 万人，1 月网络问诊量达 76.29 万人次，全省发热门诊每日就诊人次从高峰期的 3 万人下降到 9 千多人，有效促进了病人分流，降低了交叉感染风险。以台州市为例，该市从 1 月 22 日开始即创新开展"互联网 +"线上诊疗网络服务，通过"新型冠状病毒感染的肺炎防治专线"，以台州医院、恩泽医院为核心，搭建建成了在线医疗 APP、远程医疗、微信服务、咨询热线等载体为主的"互联网 +"诊疗模式，辐射全市所有 136 家乡镇卫生院及台州籍在武汉未返台的人员，通过开展线上诊疗，避免了线下接触。在互联网诊疗有效分流之外，全省各地还迅速实行发热居民分级分类就医，要求社区卫生服务中心先进行初筛，再进行分类治疗和留观，使得定点医院的诊断效率大幅提升。

如前所述，病患分流的有效运行，与浙江省大力推行的互联网诊疗和分级诊疗改革密切相关。浙江在全国较早实施分级诊疗改革，实施"双下沉、两提升"，经过几年的发展，已经初步形成政策体系完善，保障机制健全，功能明确、富有效率的医疗服务体系，基层首诊、双向转诊、急慢分治、上下联动的分级诊疗制度基本建立。浙江是国家"互联网＋医疗健康"示范省之一，2018年，在医疗卫生服务领域"最多跑一次"改革中，浙江所有省级医院已完成号源池整合，开放80%的号源供网上预约，40%的号源优先开放给下级医院，分时段精准预约时间控制在30分钟以内。与此同时，全省11个试点县（市、区）中，原有39家县级医院和170家乡镇医疗机构优化整合成为27个医共体，县域内就诊率平均达84.40%，同比提升3.45个百分点，群众满意度达97.78%。医疗卫生服务领域"最多跑一次"、"互联网＋医疗健康"、分级诊疗、医共体建设这些"功在平时"的改革举措，在这次抗疫斗争中发挥了应有的作用。

二、尽早发现与诊断评估为治疗赢得先机

尽早发现才能尽早诊断，尽早诊断方可尽早治疗，早治疗不仅是让疾病在轻症阶段就停止发展，减少患者痛苦，提高治愈率，更是为社会节约应急状态下宝贵的医疗资源。基于这一考量，浙江省有关部门提出并实施"三早"：严密排查早发现、提升能力早诊断、因症制宜早治疗。

在"早发现"方面，医院把好第一道关卡，将发热门诊与主要医疗区隔开，所有医疗机构发热门诊安排专人询问患者流行病史，一旦测到病人发热并有武汉接触史，马上引导至单独专门诊间检查；发热门诊内所有医护都做好全套防护。

在"早诊断"方面，鼓励各地采用集中人员、集中设备、集中试剂的"三集中"工作模式，提升核酸检测效率。2 月初，全省 69 家疾控中心、35 家医院、多家第三方实验室具备新型冠状病毒核酸检测能力，日检测能力达 1.2 万人份。浙江省疾控中心成为全国第一个分离新型冠状病毒毒株的省级疾控实验室，上线了自动化全基因组检测分析平台为检测提速。之后，浙江各地的疾控中心在完善检测条件后，逐步下放检测权限以接收更多标本。到 5 月下旬，全省有 258 家医疗卫生机构具备核酸、抗体检测能力，其中医疗机构 150 家、疾控机构 86 家、第三方独立实验室 22 家；所有县（市、区）至少有 1 家医疗卫生机构具备检测能力，每天核酸检测能力可达 26 万份。

在 4 月进入常态化疫情防控阶段后，浙江省进一步有序扩大核酸检测范围。4 月 8 日至 6 月 28 日，全省由政府组织的重点地区、重点人群核酸检测人数为 335.8 万人。在明确"应检尽检"费用由各地政府承担的同时，率先将学生去发热门诊进行核酸和血清抗体检测的费用纳入医保支付范围，并于 4 月 30 日进一步将政策扩大到所有参保对象。

有了发热门诊的"早发现"筛查机制和核酸检测的加持，"早治疗"才有了实现的可能：对疑似病例，尽早转运至定点医院隔离治疗；对确诊病例，尽早实施采用抗病毒治疗；对重症患者病情变化快的，尽早转运到省级定点医院集中救治。

三、"四集中"确保救治工作科学有效

"四集中"的基本要义是：（1）集中患者。将原来分散在 73 家定点医院的确诊病人集中到综合能力较强的 30 余家定点医院，有效提高救治效率，节约医疗资源。（2）集中专家。抽调 6 家省级医院呼吸科、感染科、

重症医学、检验、护理等 106 位医务人员，组建成 3 支省级增援队，分批增援省级定点医院和温州市定点医院，保障危重症患者得到最专业救治。(3) 集中资源。摸清省内所有三级医院的重点医疗资源底数，制定负压救护车、ECMO、呼吸机等重点医疗救治设备调配预案，对医用防护物资进行统筹管理。(4) 集中救治。制定重型、危重型病人"一对一"的救治方案，提出了轻型、普通型、重型、危重型和无症状感染者等 5 类临床分型，分类集中施治。

在实施"四集中"救治机制中，浙江方案有以下几个鲜明特点：一是分层集中，重点突出。对于轻症患者，原则上在市的定点医院集中收治；对于重症患者，以市为单位集中收治；对于危重症患者，以省级定点医院为主集中收治。大年初一，省委省政府紧急部署启用省级危重症救治定点后备医院（浙江大学医学院附属第一医院之江院区），可安排收治床位近 1000 张，其中重症病人收治能力约 60 个。2 月初，根据医疗救治需要，又增加了温州医科大学附属第一医院、第二医院作为省级定点医院，浙江大学附属儿童医院为儿童危重症省级定点医院。省级定点医院采用多学科联合诊治的模式，集中精兵强将，制定个性化方案，将很多徘徊在死亡边缘的患者拉了回来。赋予医疗组调配一线防护物资和药品资源的权限，做到要人就给人，要药品就给药品，要物资就给物资。同时，加强一线医护人员安全防护，严格落实防止院内感染各项措施，特别是推进"两员两监督"，在发热门诊和隔离病房设立防护监督岗，对医务人员穿、脱防护用品进行全程监督。

二是赋能一线，一病一案。将优势专家资源集中到救治一线。据 2 月 4 日的统计数据，当时全省有 4000 余名医务人员在隔离病区工作，有 10000 余名医务人员在发热门诊工作。将经验丰富的高级别专家派入到病房一线，如省级医院的重症监护、呼吸科和感染科的专家，直接进入隔离病房工作，全面负责重症病人的救治；同时，病区内外专家互相之间密切配合，不断调整优化诊治方案，真正达到"一人一方案"的个性化治疗要求。温州等地对重症患者实行"专管医生＋主管医生＋院级专家＋市级专家＋中医名家"的五级医生机制，提高整体救治水平。

三是同质治疗，整体提升。强化同质化治疗的意义在于，各地患者能获得基本等质等量的治疗，避免了跨区域求医带来的感染风险，同时也能提升整体救治水平。浙江及时总结经验，组织省市有关专家，制定符合本省实际的同质化诊疗方案，加大科学施救、精准施救、有效施救的力度。包括《COVID-19 浙江诊疗经验（精简版）》《儿童新型冠状病毒感染的肺炎诊疗指南（试行第一版）》《中医药防治推荐方案（第四版）》等浙江版诊疗方案，都起到了很好的同质化治疗示范作用。除了制定统一诊疗方案，各地还利用医共体建设和分级诊疗改革，通过多级联动促成同质化治疗。例如，浙大一院感染病科是一支受过多次重大考验的"国家队"，在抗击非典、甲型 H1N1 流感、H7N9 禽流感等公共卫生事件过程中积累了丰富经验。疫情发生后，该院托管的北仑、嵊州、义乌、景宁、三门、浦江、缙云、常山、安吉 9 家县级医院均成为这些救治经验的"输入方"，促进了同质化治疗。一些地方还充分发挥各"医联体"的机制优势，由市级医院对口指导各县级医联体医院梳理救治流程，提高救治能力，分享救治方案，提供救治意见，有力提升了诊疗救治同质化和整体水平。

"四集中"机制是缓解超大规模疫情应对的资源需求与资源投入之间高度紧张关系的关键举措。在确诊数超千人的省份中，浙江死亡病例最少（截至 2020 年 7 月 3 日，死亡 1 例），医护人员感染为零，患者年龄最大 96 岁、最小 3 个多月都救治成功。利用较为完备的体系建设、严谨的科学精神和不断升级的治疗方案，取得了较好的效果，被称为集中救治的"浙江方案"。

四、直面应急需求开展抗疫科技攻关

浙江省利用感染疾病研究能力和团队水平比较强的优势，及时组织实施科技攻关，按照"聚焦重点、急用先行、成果导向、强化统筹"的原则，紧紧围绕应急和救治需求，先后在病毒溯源、病毒传播、综合救治体系、快速检测、对症药物、疫苗研制、中医药治疗等方面，启动实施应急攻关项目，组建省新冠疫情防控应急科研攻关专家组，集中优势力量开展联合攻关，为打赢疫情防控阻击战提供科技支撑。

1. 疫苗研发应急攻关。按照特事特办、绿色立项的方式，疫情防控之初紧急启动了两项科技攻关项目：一是由李兰娟院士领衔、由浙江大学实施的重点项目；二是由省疾控中心为牵头单位开展的技术研究。以李兰娟领衔的浙江大学传染病诊治国家重点实验室 1 月下旬便分离到 8 株新型冠状病毒毒株，这一科学研究加快推动了抗病毒药物的筛选和发病机制的研究；浙江省疾控中心课题组于 1 月 24 日成功分离了 2 株新型冠状病毒毒株，是全国首家进行成功分离的省级疾控单位，而且分离所得的毒株滴度比较高，为新型冠状病毒疫苗研制、抗病毒药物的筛选以及快速检测试剂的研发提供帮助。

2. 快速诊断技术研发投产。在诊断试剂研发方面，浙江省围绕如何缩短检测时间、提高检测准确度等，实施了"新型冠状病毒快速诊断技术及试剂研发"项目。杭州医学院团队开发完成了新冠肺炎病毒核酸诊断试剂盒、抗体检测试剂，并在欧盟完成了注册备案，陆续投产用于抗击新冠肺炎疫情。省疾控中心、浙大一院、温医附一院与杭州优思达生物技术有限公司开展了紧密合作，研发出快速检测产品。

3. 中西医防治专项攻关。组织浙江省中医院、省立同德医院牵头开展了中西医防治和中医药治疗专项攻关，结果显示：中医药治疗对缩短疗

程、加快恢复有较明显的优势，对重症转轻症有较好的作用，制定的 7 种中药防治处方被药监部门批准为院内制剂。

4.基础研究领域有突破。西湖大学浙江省结构生物学实验室利用冷冻电镜技术成功解析了新冠病毒受体——ACE2 的全长结构。2 月 21 日，西湖大学再次发布科研成果，解析了全长 ACE2 与新冠病毒 S 蛋白受体结合域的复合结构，对发现和优化阻断冠状病毒进入细胞的抑制剂有重要作用。

5.防治手册支持全球抗疫。3 月 18 日，浙大一院联合马云公益基金会、阿里巴巴公益基金会，通过阿里云、阿里健康技术支持，向全球发布《新冠肺炎防治手册——浙江大学医学院附属第一医院临床经验》。这是专门为全球其他疫情严重国家紧急撰写的新冠肺炎防治系统方案，旨在为全球同行提供高效的临床决策支持。"手册"在两个基金会官网、阿里云官网和浙大一院官网发布英文版以及其他语言的版本。

五、医疗援鄂统筹省内省外

疫情防控要坚持全国一盘棋，一方有难、八方支援。因此，对浙江来说，疫情防控中的医疗救治，实际上存在省内省外两个战场，省外的主战场就是湖北。在医疗援鄂方面，浙江的主要举措是：

一是迅速组织高水平团队。1 月 24 日全国最早一批增援武汉的力量中，就有浙江 3 名医务人员。1 月 25 日（大年初一），浙江省首批支援湖北医疗队 135 人进驻武汉。2 月 12 日，按照国家对口支援的安排，浙江省派出首批由 37 人组成的医疗队奔赴荆门。从 1 月 24 日起，浙江省累计派遣 17 批次、2018 名医疗队员驰援湖北，其中支援武汉 1844 人，对口支援荆门 170 人，另有 4 名疾控人员支援荆州。为了驰援湖北，浙江拿出综合力量最强的医疗队伍，支援湖北医疗队员平均年龄 35 岁，具有中高级职称的有 1251 人，占总数的 62.8%，涵盖呼吸、重症医学、感染、急诊、检验、麻醉、护理、疾控等 10 余个专业。医疗队整体工作走在全国同行前列，累计经管患者 1311 人，为全国打赢武汉保卫战和湖北保卫战贡献了浙江力量。

二是将集中优势资源的"浙江方案"输出省外。如前所述，浙江在新冠肺炎救治中突出集中优势资源，形成了浙江方案。在援鄂医疗救治过程中，浙江方案输出到湖北。以荆门为例，浙江医疗队在当地的功能定位为：集中优势资源救治荆门地区的重症、危重症新冠肺炎患者，遏制当地新冠肺炎病死率的增长趋势，全力以赴做好"守门员"角色。第一批医疗队 2 月 12 日抵达荆门，用了 1 天的时间，就在普通病房的基础上改造了第一个基本符合院感要求的重症监护室，并配备了 23 张床位，队员们用了不到 3 天的时间就把 ICU 的整个病房满员收治。整个浙江队的组成是以重症医学科、呼吸科以及感染科医护人员为主，邵逸夫医院还特地派出了呼吸治疗科主任带队的 4 名专职呼吸治疗师，主要为呼吸功能不全的患者提供呼吸支持和气道管理。总的来看，集中优势资源的浙江方案，在荆门市留下了一支带不走的"浙江队"。

三是加强援鄂后方保障。2 月 3 日，浙江制定出台《进一步激励关爱基层党员干部和医务工作者在疫情防控一线担当作为的八条措施》，被基层亲切地称为"暖心八条"，从落实政治激励、组织激励、工作激励、精神激励各个方面为援鄂医疗队和广大基层干部全力奋战疫情防控第一线提供强力后援。2 月 16 日，省委组织部召开协调会，部署"一人一帮扶"工作，推动各级各部门按照属地管理原则，尽最大努力帮助定点医院隔离病房中的医务人员、援鄂医疗队员和他们的家属。实行重点帮扶，帮助解决医务人员日常通勤、生活照料、医疗服务、子女教育、心理疏导等问题；实行属地管理、分级保障，医务人员家属的保障工作，由相应层级组织部门牵头负责；实行专人建档、包院联系，逐个联系帮扶对象，建立个人帮扶信息档案；实行多力协同、组团服务，统筹安排所属医疗卫生机构党组织、行政后勤中层干部以及机关单位干部、志愿者、社区工作者建立专门后援小组，实行组团帮扶。

第三节　统一有序的物资保障机制

疫情时值春节，给应急物资的筹备、生产、调拨、流通都带来了较大的困难和挑战，浙江省的口罩等医疗物资保障一度处于紧平衡状态，甚至出现了较大的缺口①。浙江省在防控领导小组的统一指挥下，于1月21日迅速启动医药储备响应机制，由经信、卫健委、药监、交通、海关、商务等部门协同推进，补齐产业链、打通供应链、畅通物流链，多管齐下积极保供，统一调配缓解供需矛盾，为防疫提供了较为坚实的物资保障。

一、政企互动释放产能

只有具备强大的工业综合实力，才能构筑起强大的应急物资保障体系。物资保障，首先要在应急时刻尽可能最大程度释放产能。浙江利用其制造大省、制造强省的优势和完整的产业链体系，运用政企之间长期以来建立的信任基础和互动关系，利用多种机制发动工业企业释放产能，把应急物资的"蛋糕"不断做大。

一是储备和生产联动，组织重点生产企业开足马力。把储备和生产联

---

① 在2020年1月27日的新闻发布会上，浙江省经信厅负责人说，未来四天，浙江医用外科口罩缺口多达400万个，医用防护服缺口近2万件。

动起来，迅速摸排医疗物资重点企业生产能力，发动企业春节期间持续生产，协调解决企业面临的各项原材料和人员短缺困难。根据掌握的企业产能、库存、要素供应等情况，逐家落实工作责任，下达生产任务，开足马力生产，各地企业产能逐步恢复，很大程度上缓解了应急物资紧缺压力。

二是优化服务，解决企业产业链等生产难题。从优化服务保障开始，加强与部门沟通协调，全力解决企业难题。建立派驻企业服务员机制，全力指导帮助企业复工复产、提升产量，提供更多的防护用品、医疗器械和生活必需品，发挥驻企服务员在补齐企业产业链方面的作用，确保对重点企业提出的问题第一时间掌握、第一时间研判、第一时间解决。

三是政企联动，引导鼓励企业转产。2月13日，浙江成立"口罩专班"，在保证全省口罩企业满负荷生产的情况下，又确定了一批企业转产口罩。例如：生产高端时装的雅莹集团把精品车间改造成了口罩工厂；生产家具的喜临门谋划起了熔喷布项目……全省各县市区几乎均有企业火线转产应急医疗物资。数据显示，3月份，浙江重点口罩机生产企业产能和产量分别达到400台和350台。据不完全统计，2月份这两个数据分别是26台和6台。由此可见浙江政企联动以及制造反应之迅捷。

四是共享联动，电商助力供应链。各行业垂直电商平台不仅成为全球物资采购的生力军，更主动为所在行业开发资源对接平台、员工共享平台等，为众多受物理空间所困的企业搭起线上桥梁。例如，总部位于杭州的网易严选，先后打响了多次免费物资供应保卫战。早在1月22日，网易严选就宣布成立防疫专项应急小组，联动供应商，加量生产、紧急调货，上线了5万份防护用品供全国用户免费领取，等等。

五是政策跟进，全力保障疫情防控期间重要物资供给。2月10日出台的《中共浙江省委浙江省人民政府关于坚决打赢新冠肺炎疫情防控阻击战全力稳企业稳经济稳发展的若干意见》对重要物资产能释放提供了诸多政策工具，包括政府兜底采购收储，进行技术改造、增补设备的专项补助，重点企业贷款财政贴息，免征部分企业进口关税等等。

总的来看，在释放产能方面，浙江的联动匹配和精准服务能力，可以说功在平常，那就是良好的政企互动基础。正如阿里巴巴一位负责人所言，应对及时，很大程度上源于浙江政府与企业间的良性互动，政府了解企业发展状况、能给社会提供什么服务、在产业链中扮演什么角色，这才能在应急时快速联动最匹配的企业。

二、统一调配平衡供需

产能释放，蛋糕做大以后，如何实施科学的调配，把蛋糕分好便是关键之举。浙江在全面摸排产能的基础上，建立统一调配机制，加强供需综合研判，实行计划管理和统筹调配。在统一调配机制的运行中，着力于精细化管理的"量化细化表格化、闭环管理"再次发挥了很好的作用。从1月21日开始，省经信厅等单位实施防疫物资调配的四张清单制度：第一张是物资的供需总表，通过部门协作，完整反映物资的需求和供给能力；第二张是物资的需求清单，具体到各个医院需要多少，各个县需要多少；第三张是物资的来源清单，明确物资的来源渠道；第四张是调拨令的执行情况清单，把需求与供给通过调拨令的形式衔接起来。通过四张清单统筹供给，一日一会商，开展紧缺医药用品的生产供应表格化、闭环式管理，有序地开展应急医药物资的调配。

在统一调配机制中，还有两点值得一提：一是集中采购制度。在逐步恢复产能之后，浙江通过英特药业和华东医药两家医疗机构，集中采购全省口罩和其他防护用品，满足市场供应。二是重点地区物资保障的倾斜。特别是对温州的医用物资分配给予适当倾斜，将涉及温州的高速公路、民航、铁路、海关等关卡和社区隔离点列为物资重点保障的环节，通过诸多渠道帮助温州加强物资采购的储备。

三、上下联动畅通物流

产能释放、统一调配之后，怎么把物资运输出去，成为又一关键。为此，浙江省疫情防控工作领导小组提出"管住人，物畅通"。

一是督查机制保路网畅通。物畅通的前提是路畅通。在高速公路、国省道干线、农村公路实施必要管控的同时，明确要求各市县不得对高速公路、国省干线实施硬隔离封道，已经封道的要尽快恢复通行，农村公路也不得采取堆填、挖断等硬隔离方式阻断。组织督查组对各地市的路网通行情况进行督查，原有的 8 处国省道硬隔离封道至 2 月 6 日全部予以拆除。

二是优先保障应急物资运输。随着管控升级，个别地方出现过应急物资运输车辆通行不畅的现象。针对这个问题，2 月 3 日，省交通运输厅迅速摸排出全省 126 个流量大、有条件的高速公路收费站，增设货车专用查验通道，同时把通行证办理权限下放到基层，始发地和目的地基层运管部门均可以办，还能在"浙里办"中实现"不用跑、一次办理"。对持有"免通证、应急通行证、包车证"的车辆予以快速放行，进一步提升物资运输的保障能力。有的地方还创新卡口联查联动地区协作，实现有省市级通行证的物资运输车辆"最多停一次"，提高了应急物资运输效率。

三是应急运输协调机制化解"肠梗阻"。按照"属地负责、特事特办、上下联动"的原则建立省市县分级协调机制，2 月 5 日向社会公布了省市县三级应急运输保障电话，及时受理和解决应急运输车辆通行中的相关问题。同时，及时做好道路通行信息发布，通过"浙里畅行"可以即时查询全省高速互通开闭信息和国省道防疫检查点的设置情况。

四是政策供给促快递业复工。2 月 10 日，省防控办专门下发了《关于邮政快递业复工保畅通的指导意见》，七条意见保复工、保畅通。主要是：简化复工审核、保障车辆通行、促进人员返岗、保障末端投递、保障物资供给、减轻用工负担、支持企业运营。从 2 月 10 日前后起，全省邮政快递企业、主要快递品牌相继复工，同时，要求复工企业做到主体责任、防控方案、人员排摸、联防联控、物资准备五个"到位"，到位一家，复工一家，通过有序复工巩固防疫成果。

四、严格监管保障物资安全

产能要扩大，物资质量安全也要保障。浙江在做好物资安全监管这篇文章中，主要着力于上游和下游两端：上游主要是对产品生产环节的巡查监管，下游则主要是对产品流通环节的执法监管，双管齐下确保物资安全。

在生产环节的巡查监管方面，一是建立驻厂监督员制度。向 24 家医用防护产品重点生产企业派出"驻厂监督员"，开展技术指导和质量管控，紧盯原料关、生产关、出厂关，确保出厂产品检验合格、质量安全。同时，采取钉钉的视频技术，即时开展远程会商，省市县三级联动，解决有关产品质量问题。二是加大面上巡查力度，省市县三级监管部门采取随机办法到辖区各药品医疗器械生产经营企业进行每日巡查，同时寓服务于巡查之中，在监督检查过程中积极帮助企业拓展新的生产线，提高产能，加大产量，确保前线医用物资的供应。从疫情发生至 2 月 6 日，全省共检查药品生产企业 93 家次，药品经营企业 59385 家次，发现有各种各样问题的企业 73 家，立案查处 32 家；检查防护用医疗器械生产企业 571 家次，经营企业 49237 家次，查处违法医疗器械经营企业 73 家。

在流通环节的执法监管方面，重点查处三类违法行为：没有取得相关资质擅自生产销售医用防护产品；生产销售不符合安全标准或者是过期失效的产品，或者是以普通非医用口罩冒充医用口罩；生产销售无生产日期、无厂名厂址、无合格证明等"三无"防护产品。从 1 月 21 日到 3 月 10 日，浙江省市场监管部门共出动执法人员 25.8 万人次，检查经营者 30.6 万户次，查获问题口罩 727.3 万只，查获其他问题防护用品 6681 件，立案 1139 件，罚没 812 万元，移送公安机关 51 件涉刑违法案件。在查处打击的同时，分 6 批曝光了 43 个典型违法案件。

第四节　理性有力的依法防控机制

2 月 5 日，习近平总书记在中央全面依法治国委员会第三次会议上的重要讲话强调，全面提高依法防控、依法治理能力，为疫情防控工作提供有力法治保障。浙江省充分发挥法治浙江、平安浙江建设的制度优势、先行优势，将疫情防控工作纳入法治化轨道，从立法执法司法守法各环节，协同推进疫情防控。

一、运用法治思维和法治方式开展疫情防控工作

疫情依法防控是国家治理体系和治理能力现代化的重要表现。"在法治轨道上统筹推进各项防控工作"意味着各级党委政府和有关部门在面对重大突发公共卫生事件时，要依法决策、依法履职，善于运用法治思维破解疫情防控难题，善于运用法治方式化解矛盾、维护稳定。疫情防控中，考验地方党委政府和各级领导是否具备法治思维、是否善于运用法治方式的一个重要维度是如何正确处理严防严控与保护公民权利之间的关系。在这方面，浙江态度鲜明地提出，"严"针对的是"病毒"和"疫情"，是精准的严、科学的严、暖心的严，是依靠群众的严，是在法治轨道上的严，更是为了老百姓生命安全和健康幸福的严。这既体现了以人民为中心的发

展思想，也是理性务实的法治思维的具体化。

在联防联控过程中，浙江个别地方也出现了对管控措施层层加码的情况，甚至采取一些简单粗暴的做法。比如，有的对居家隔离采取强行锁门的方式，有的外地籍人员无法进入自己的出租房，有的不让快递进小区，还有的一刀切关闭各类连锁门店、便利店等经营网点。针对这类现象，疫情防控领导小组办公室于 2 月 9 日及时发布《浙江省疫情防控 2 号责任令》，要求实行分级分类管控，原则上不得随意限制普通居民正常出行，不得随意对销售居民生活必需品的连锁门店、便利店等经营网点一关了之，不得随意限制快递、外卖等关系群众日常生活行业复工及送达服务。分级分类、三个"不得"，体现了法治思维和辩证思维。浙江省人大常委会在授权县级以上人民政府规定临时性应急行政管理措施的权力的同时，也明确指出，这一授权是为疫情防控特别需要临时设置的，市县人民政府一定要从实际出发，坚持"必要、适度"原则，谨慎运用，不能层层加码，更不能互相攀比。浙江省还专门派出督查组，对于擅自断路的行为进行坚决纠正，尽快恢复交通秩序。

二、出台《决定》为疫情防控提供有力法治保障

于法有据，防控才能忙而不乱、忙而有序。浙江省人大常委会及时以"法律性问题决定"的方式为疫情防控提供法治保障，于 2 月 7 日审议通过了《关于依法全力做好当前新型冠状病毒感染肺炎疫情防控工作的决定》(以下简称《决定》)，为各级人民政府实施必要的防控措施提供法律依据，有效保障和促进了全省疫情防控工作依法有序开展。《决定》是在春节后各类人员大量集中返浙、企业即将集中复工的重要时间节点和"防输入、防传播、防扩散"的关键阶段制定的，充分体现了"疫情防控越是到最吃劲的时候，越要坚持依法防控"的思想。

一是授权县级以上人民政府规定临时性应急行政管理措施的权力，为疫情防控措施提供法律依据。县级以上人民政府可以在不与宪法、法律、行政法规相抵触，不与本省地方性法规基本原则相违背的前提下，在医疗卫生、防疫管理、隔离观察、道口管理、交通运输、社区管理、市场管理、场所管理、生产经营、劳动保障、市容环境、野生动物管理等方面，规定临时性应急行政管理措施。

二是明确了疫情防控期间单位、社区和个人的权利义务。为了更好地调动社区和群众性自治组织的积极性，为群防群控提供法治保障，《决定》明确规定了单位、社区和个人的权利、义务。对个人而言，应当做好自我防护，进入公共场所的，自觉佩戴口罩，并应当按照规定如实提供有关信息，配合相关部门做好疫情防控工作，自觉接受调查、监测、隔离观察、集中救治等防控措施。

三是规范信息公开和宣传，营造众志成城的良好社会氛围。根据国务院《政府信息公开条例》，明确要求各级人民政府及其有关部门实事求是、公开透明、迅速及时公布疫情信息，不得缓报、漏报、瞒报、谎报；媒体应当积极开展公益宣传，宣传解读政策措施，引导广大群众正确理解、积极配合、科学参与疫情防控，在全社会营造全民抗击疫情的积极氛围；任何单位和个人不得编造、传播有关疫情的虚假信息。

四是明确疫情防控期间违法行为的法律责任。强调对个人有隐瞒疫病史、重点地区旅行史、与患者或者疑似患者接触史、逃避隔离医学观察等行为依法严格追究相应法律责任外，还规定了有关部门应当按照国家和本省规定将其失信信息向本省公共信用信息平台归集，并依法采取惩戒措施。

杭州、宁波、温州等设区市人大常委会，也审议通过了关于依法全力做好新冠肺炎疫情防控工作的决定。例如：2月9日，温州市十三届人大常委会第二十七次会议通过《关于依法全力做好当前新型冠状病毒肺炎疫情防控工作的决定》，除明确各方权利义务外，还提出多项具体举措。

三、执法司法为疫情防控营造法治环境

浙江在加强疫情期间执法司法工作方面的主要做法和特点是加强对执法司法工作的指引，统一执法标准、程序和依据，在此基础上，严格规范公正文明执法，严肃查处各种违法违规行为，通过公正司法化解矛盾纠纷，为疫情防控营造良好环境。

一是加强对执法工作的指引。浙江省委全面依法治省委员会办公室专门印发《新冠肺炎疫情防控期间行政执法工作指引》。《指引》规定，行政执法工作应当综合考虑疫情防控的总体形势，选择最有利于防控阻击疫情、最有利于惩治违法行为、最有利于保障复工复产、最有利于保护公民法人和其他组织合法权益的行政执法措施。对各类抗拒疫情防控、暴力伤医、哄抬防疫用品和民生商品价格、制假售假、非法经营野生动物、造谣传谣等破坏疫情防控的违法行为，依法从严从重从快惩处，切实维护社会秩序。

二是加强对疫情所涉司法案件的法律适用和政策把握指引。浙江省高级人民法院、浙江省人民检察院、浙江省公安厅联合制定下发《关于涉新型冠状病毒感染肺炎疫情刑事案件办理工作的若干规定》，明确涉疫情刑事案件范围及总体办案要求，建立信息实时通报、提前介入、案件会商等七大涉疫情刑事案件办理机制，确保涉疫情刑事案件依法、及时、准确、稳妥办理。另外，省高级人民法院还制定《关于审理涉新冠肺炎疫情相关商事纠纷的若干问题解答》《关于规范涉新冠肺炎疫情相关民事法律纠纷的实施意见（试行）》《关于审理涉"新冠肺炎"疫情防控行政案件若干具体问题的解答》等司法文件，为疫情防控期间的民商事、行政案件处理提

供指导。

三是加大对涉疫情重点领域违法行为的执法司法力度。浙江省司法机关在依法严厉打击涉疫违法犯罪方面，严格依照法定程序，妥善办理了一批涉疫情刑事案件。从疫情暴发到 2 月底，全省法院共一审判决 42 件 46 人，其中诈骗罪 24 件 24 人，妨害公务罪 12 件 13 人，寻衅滋事罪 3 件 3 人，生产、销售不符合标准的医用器材罪 1 件 4 人，销售伪劣产品罪 1 件 1 人，非法狩猎罪 1 件 1 人。

在行政执法方面，除了防控物资保障方面的监管执法外，全省各级行政执法机关还严肃查处了一批抗拒疫情防控措施、扰乱医疗秩序、哄抬物价、非法销售假冒伪劣产品等违法行为，对疫情防控起到了积极保障作用。如对来自武汉，却未按规定进行报告和居家隔离的人员及隐瞒不报的房东进行行政拘留，等等。

四、引导群众依法支持配合疫情防控工作

这次疫情防控中，暴露出部分干部和群众法律意识淡薄、法治素养亟待提升的问题。隐瞒疫情重点地区行程、不配合隔离等，既是道德问题，也是法律问题，给公共卫生安全带来严重影响。因此，一方面需要加强疫情防控法治宣传，组织基层开展疫情防控普法宣传，引导广大人民群众增强法治意识，依法支持和配合疫情防控工作；另一方面应当强化疫情防控法律服务，为困难群众提供有效法律援助。浙江充分发挥各级执法司法机关、司法行政部门、法学法律工作者的作用，强化疫情防控法治宣传和法律服务，为抗疫凝聚了法治共识。

一是强化疫情防控法治宣传。疫情防控情况复杂，利益诉求多样，尤其需要加大普法宣传力度，增强全民法治观念。浙江组织开展"防控疫情、法治同行"专项法治宣传行动，引导全社会在疫情防控中依法行动、依法

办事。针对不同普法对象的不同需求，编制疫情防控法律指南、应急处置征用法律手册、企业和居民抗击疫情法律防护手册等法律指引。组织全省新闻媒体和互联网平台积极开展公益普法，及时发布疫情防控热点法律问题解读。

二是开展疫情防控法律服务。法学法律工作者充分发挥自身专业优势，为抗疫提供法律支持。以律师行业为例，全省律师特别是党员律师在防控疫情工作中，认真分析研判涉法涉诉问题，主动为党委政府疫情防控决策和企业依法经营管理提供法律咨询、提出法律意见建议。在慈善捐赠、劳动用工、合同履行等各方面为企业、社会组织提供专业法律服务。

三是组织多种形式的以案释法。"办案一件、教育一片"，疫情防控典型案例和以案释法对公众法治意识的提升具有明显的作用。浙江省高院梳理并公布10个典型案件，主要涵盖疫情背景下扰乱社会秩序的刑事打击、依法服务保障疫情防控、创新审判方式有效解决纠纷等方面的内容，起到了很好的法治宣传效果和法律震慑效果。省高院、省检察院联合公布第一批全省妨害新冠肺炎疫情防控犯罪10个典型案例，进一步发挥法治对疫情防控工作的保障和推动作用，引导广大人民群众增强法治意识。

五、防范疫情可能引发的各类矛盾风险

受疫情影响，在经济运行秩序、社会平安稳定方面也出现了一些新情况新问题。对此，浙江省委、省政府高度重视，专门就妥善应对疫情防控中出现的苗头性、趋势性问题提出明确要求。在2月24日的全省统筹推进新冠肺炎疫情防控和经济社会发展工作部署会议上，省委主要领导提出要"认真研究十个问题、做到十个更加"，其中包括"如何有效防范疫情可能引发的各类矛盾风险"。在进入常态化疫情防控阶段后，省委常委会和全省建设平安浙江工作会议进一步要求，各级党委政府和广大党员干部

要以更精准更有效的"三服务",积极化解疫情衍生的社会风险隐患,确保社会大局和谐稳定;深入排查各类安全隐患,提升应急处置能力;深入推进"最多跑一次"改革和县级社会矛盾纠纷调处化解中心规范化建设,切实把矛盾解决在萌芽、化解在基层。

为落实风险排查,防范各类矛盾风险,省委建设平安浙江领导小组、省委政法委及时制定《防范化解涉疫情风险隐患任务清单》,并召开防范化解涉疫情风险隐患任务交办会,在全省全面组织开展涉疫情风险隐患防范化解工作。各地对照"任务清单"细化方案,采取项目化推进、清单式管理的办法,逐一明确工作目标、责任单位和完成时限,聚焦问题、精准施策,实施"挂图作战"。省司法厅于3月上旬至6月底在全省部署开展矛盾纠纷排查化解专项行动,全面排查因疫情引发的各类矛盾纠纷。建立健全日常排查、分析研判、重大矛盾纠纷统筹处理机制,对矛盾纠纷分级分类逐一登记梳理,努力为"两手都要硬、两战都要赢"营造和谐稳定的社会环境。

此外,浙江还注重通过执法司法活动化解矛盾、修复生态,服务保障疫情防控和经济社会发展。如有的法院为消毒液生产企业临时修复信用,有效保障疫情抗击物资生产,同时兼顾债权人合法权益,通过线上验看生产许可证、生产现场,有效节省时间,加快办理速度,最大限度减少人员聚集和疫情风险。有的地方暂缓对当地医疗器械公司的强制执行措施,促成其与申请执行人达成执行和解,在有效维护各方当事人合法权益的同时,帮助企业及时实现复工复产,为做好疫情防控工作贡献了力量。

以联防联控机制、集中救治机制、物资保障机制、依法防控机制为代表的一系列疫情防控机制,是将省域治理体系比较优势转化为防控效能的关键性制度载体。浙江在疫情防控中发挥优势、转化机制效能的重要启示,可以概括为"三个尊重"和"三个用好",即尊重医学科学规律、尊重应急管理规律、尊重群众创新精神；用好制度优势、用好实践积累、用好各方力量。总的来看，疫情防控机制的快速建立和有效发力，体现着浙江"干在实处、走在前列、勇立潮头"的常态治理水准以及从常态治理到应急治理的有效、快速切换，同浙江长期以来坚持以人民为中心、推进省域治理现代化的各种努力密不可分，同时也是进一步推进治理体系和治理能力现代化的重要实践。

第三章
精密智控：发挥数字浙江优势，
精准推进疫情防控和经济社会发展

2020 年春天，习近平总书记在浙江考察时指出，要运用大数据、云计算、区块链、人工智能等前沿技术推动城市管理手段、管理模式、管理理念创新，从数字化到智能化再到智慧化，让城市更聪明一些、更智慧一些，是推动城市治理体系和治理能力现代化的必由之路，前景广阔。新冠肺炎疫情暴发以来，党中央、国务院重视大数据技术在疫情防控中的重要作用，对发挥用好新一代信息技术助推疫情防控和经济社会发展作出了一系列重要部署。习近平总书记强调，要鼓励运用大数据、人工智能、云计算等数字技术，在疫情监测分析、病毒溯源、防控救治、资源调配等方面更好发挥支撑作用①。浙江依托大数据优势，在疫情阻击战中全面利用"大数据＋网格化"方式，以"一图一码一指数"架起精准防控防线，为全国疫情的数字化防控提供了重要的浙江经验。

---

① 《习近平主持召开中央全面深化改革委员会第十二次会议强调　完善重大疫情防控体制机制　健全国家公共卫生应急管理体系》，新华网，2020 年 2 月 14 日。

第一节 数字技术在疫情防控中的运用

大数据、人工智能、云计算等数字技术为代表的一系列应急治理方式的运用，成为此次疫情防控的特色亮点，也是与 SARS 疫情防控的最大区别所在。这主要得益于党中央深入实施网络强国战略的显著成效，以及浙江建设数据强省的积极作为。面对突如其来的新冠肺炎疫情，浙江坚持以整体智治理念为指引，深化大数据技术应用，创新构建了以"一图一码一指数"为主要内容的精密智控机制，为实现疫情防控、经济运行、社会秩序恢复等多重目标发挥了巨大作用。

一、数字技术赋能疫情防控

如何及时有效防控疫情是一个巨大挑战和一项紧急重任，也是对治理体系和治理能力的一场大考。相比传统防控模式而言，大数据技术能够对疫情开展精准严密智慧防控，推演疫情发展情况、精准筛查高风险易感人群，为应急防控争取有利时间窗口。

大数据实现人群全域覆盖。面对疫情，各地广泛开展地毯式排查，但庞大的人群数量，急迫的排查需求，难以及时有效得到排摸。大量群众的出行记录、密切接触记录、居家隔离记录等在内的连续性、规模性、关联性信息的明确，离不开科技手段的助力。应用大数据不仅能减少诸多人力安排，也能让管控举措深入各个精细领域，具有高效、精准、可追溯、操作简便等特点，数据网络化管理代替实地化人力管理，实现了防疫的全域性覆盖，不遗漏一处、不遗漏一环，真正让数据"跑"起来、让信息"活"起来，编织起了一张牢固的数字化疫情防控网。

大数据实现精准识别防控。疫情面前，时间就是生命。如何在最短时间内，确定疫情重点关注人员的活动情况、亲密接触者等信息，是打赢这场战"疫"的一个重要条件。大数据快速化、批量化、系统化分析识别人员、刻画活动情况等，为政府部门联防联控、精准施策提供了有效支撑。面对严峻复杂的防控形势，实现精准发力、"靶向治疗"。健康码等大数据应用技术，使得手机会自动识别用户的行动轨迹，帮助防疫机构确认感染路径，分析传播链条，识别"密切接触者"。用户在使用公路、铁路、航空等交通工具时，能够准确记录个人行踪，对重点人员盯防发挥了重要作用。据统计，全省共累计排查 200 多万人，落地管控 180 多万人。

大数据实现公共场所防控。疫情防控进入"后半场"后，人员流动性增加，疫情防控从"静态管理"向"动态管理"转变，防控任务更加艰巨，智慧化防控要求更加严格。大数据和人工智能采用 AI 视觉算法和热成像智能测温技术，可以对机场、车站、码头、商场等大流量人群实施快速筛查，识别误差在 0.3℃以内，支持大于 3 米的非接触远距离测温，系统的智能疑似高热报警带宽可达到 1 秒 15 人。对封闭式管理社区人脸识别测温系统，实现了测温和人员管控双重功能。针对 6 月份北京疫情动态形势，及时启动北京来浙人员数据共享机制、预赋"黄码"，实施精准管控。

大数据实现科学量化分析。通过数学化、模型化、电算化等量化分析手段，充分发掘数据的现实价值和决策指导作用，使得大数据技术成为打赢疫情防控阻击战的重要武器，通过大数据研判主动发现的确诊病例占全省确诊病例的 95%以上。疫情中，各地在疫情暴发的不同阶段，通过混合使用以上数据量化分析工具，提高决策质量，评估决策效果，为实现疫情防控、百姓生活、企业生产、经济运行、社会秩序等多重目标的平衡发挥了巨大作用。

二、精密智控的浙江基础和优势

习近平总书记指出，要推动实施国家大数据战略，加快完善数字基础设施，推进数据资源整合和开放共享，保障数据安全，加快建设数字中国，更好服务我国经济社会发展和人民生活改善。事实上，这次浙江能够在防疫中发挥数字技术优势，离不开数字浙江建设的成效和数字政府建设的成就。

"数字浙江"建设基础牢固。早在 2003 年，时任浙江省委书记的习近平同志率先在全国作出"数字浙江"建设的战略部署，强调数字浙江是全面推进我省国民经济和社会信息化、以信息化带动工业化的基础性工程，并将其纳入引领浙江发展总纲领的"八八战略"。在习近平同志亲自部署下，出台了《数字浙江建设规划纲要（2003—2007 年)》。2017 年，浙江省委经济工作会议提出，把数字经济作为"一号工程"来抓，深化数字浙江建设。近年来，浙江聚焦数字产业化和产业数字化，着力在人工智能、物联网、云计算、大数据、网络安全等重点领域，突破一批关键核心技术，促进"互联网＋"、大数据、人工智能同实体经济深度融合，夯实了数字经济发展基础①。与此同时，城市、教育、医疗、交通、文旅、就业、扶贫、养老、公共安全和乡村服务等应用场景数字化转型加快推进，企业、群众对数字技术的理解度、认可度和接受度不断提高，为提升数字治理能力和水平奠定了良好的社会基础。

政府数字化转型不断提质增效。数字政府是数字浙江的重要组成部分，是深入贯彻习近平总书记在浙江工作期间部署实施数字浙江建设的重

---

① 数字经济日益成为浙江经济增长的主引擎、转型升级的主动能和创业创新的主阵地，成为推进高质量发展的强大支撑。2018 年浙江数字经济总量达 2.33 万亿元，占 GDP 的比重达 41.54%，高出全国平均水平 6.74 个百分点，总量和增速均居全国第 4 位。

要举措。在 2014 年浙江先行先试开展"四张清单一张网"改革、率先上线浙江政务服务网的基础上，2016 年探索实施群众和企业到政府办事"最多跑一次"改革，积极推进数据共享，努力打破信息孤岛，持续提升"互联网＋政务服务"水平。2017 年，聚焦"最多跑一次"改革必须突破的数据共享关键环节，推动政务服务"一张网""一窗受理""一证通办"等建设；2018 年起，聚焦政府履职的核心业务梳理、流程再造和数字赋能，以跨部门协同标志性项目为抓手，快速推进"浙里办""浙政钉"等相关重大标志性应用落地；2019 年以来，聚焦系统融合、综合集成，以场景化的多业务协同应用为抓手，打造"整体智治"的现代政府。目前，省市两级和大部分县（区、市）政府均设立了专门的数据资源管理部门，以"城市大脑"为代表的一批数字化应用已初见成效，"数字政府"成为各级政府和部门治理能力现代化的有力抓手。浙江以高标准引领数字化转型，为此次疫情的数字治理奠定了深厚基础。

大数据疫情治理成为浙江深入实施数字经济"一号工程"、数字技术创新引领经济社会数字化转型成效的生动体现。特别是浙江创新推出"一图一码一指数"举措，实施精准、严密、智慧防控，让该静的继续静下去，让该动的有序动起来。"一图"展示区域疫情风险差异，为经济发展尤其是复工复产提供宏观指导；"一码"实现人的动态管理，为市民出行、复工复产、城市运行等提供全方位服务；"一指数"全面评价疫情防控与复工复产综合成效，为党委政府科学精准研判决策提供支持。"一图一码一指数"是浙江省委省政府把社会治理与公共服务全面数字化赋能的过程，用"健康码"构建触达服务对象的"小前端"，用"疫情图"构建"可视化"展现载体，用"精密智控指数"背后的大数据中心作为支撑政府部门科学决策的"大平台"，形成云端的服务与协同治理的"富生态"，构建了一个"小前端（码）＋可视化（图）＋大平台（指数）＋富生态"的协同化治理模式，有效推动了浙江的疫情防控模式从"封闭式管控"为主导向"精密型智控"为主导的大转变和大跨越。

第二节　五色"疫情图"科学指导疫情防控和复工复产

疫情在地区间的不均匀不协调成为省域层面实施精准防控的一大难点[①]。疫情严重地区的防控要更加严格，且需要优先配置防疫资源，这需要一纸可视化的"战疫图"辅助指挥，以提高防控效率和速率。同时，随着疫情防控形势趋于稳定[②]，复工复产逐步推进，统筹推进疫情防控和经济社会发展上升为主要矛盾，如何为经济发展尤其是复工复产提供科学决策，如何从微观分析升级到宏观指导，成为了一道检验综合治理能力和治理水平的关键考题。在此背景条件下，代表不同风险等级的红、橙、黄、蓝、绿五色"疫情图"应运而生。以图为指针，浙江通过精准分析统筹规划，使疫情防控和复工复产更科学，为浙江实现"两手硬、两战赢"目标提供了有力技术支撑、信心支撑。

一、"疫情图"引导区域分类治理

早在 2020 年 1 月，互联网上就有人运用地图描述多地疫情发展情况。2 月 9 日，浙江省委召开常委会扩大会议，提出疫情防控要进入"一手抓防疫、一手抓生产"的新阶段。疫情防控已不能再简单地依赖于统一的封

---

① 浙江自 2020 年 1 月 21 日首次报告新冠肺炎确诊病例以来，温州、台州等地确诊人数多，丽水、衢州等地确诊人数少，地区间疫情发展具有明显差异。
② 2020 年 2 月 5 日以后，全省每日新增确诊病例数逐渐下降，有些地市新增确诊病例渐趋于 0。例如，丽水从 2 月 8 日起无新增确诊病例。

闭式管控方法，而需要精准划分不同风险等级地区，并提出精细化的治理和复工指示，五色"疫情图"满足了这一精密智控需求。

疫情图并非一张图，而是由无数张图组成的疫情"图谱"，有省级疫情图和地市级疫情图。省级"疫情图"的绘制依据是，根据各县（市、区）累计确诊病例数、本地病例占比、聚集性疫情、连续 3 天无新增确诊病例等指标，对各县（市、区）新冠肺炎疫情情况进行风险评估，区分为高风险、较高风险、中风险、较低风险、低风险五类地区，并分别用红、橙、黄、蓝、绿 5 种颜色进行标识。"疫情图"直观展示了全省不同地区疫情发展的差异，为全面掌握省域内不同地市的疫情动态，统筹谋划和科学实施差异化针对性的防控举措提供了重要依据，成为分级管控的"参谋图"。比如，2 月 10 日公布的第一张"五色疫情图"，首次向全社会展示了高风险县（市、区）1 个，较高风险县（市、区）12 个，中风险县（市、区）12 个，较低风险县（市、区）53 个，低风险县（市、区）12 个。

全省统一的"疫情图"不仅精准反映了各地疫情程度的差异，为稳定社会预期、引导人们必要出行提供了重要依据，而且为突出重点加强疫情严重地区的精准防控给予了必要的警示，更为接下来的复工复产提供了先行指南。在省级"五色疫情图"基础上，各地市参照省一级疫情图绘制的指标和方法，绘制出细化到镇（街道）的"五色疫情图"，并以此作为更低一级行政区域实施分级分类管控的重要依据。如，杭州市绘制了具体到乡镇（街道）的疫情风险地图，明确区分高风险地区、中风险地区、较低风险地区和低风险地区。对高风险乡镇（街道）的村（社区或小区）、其他乡镇（街道）的重点村（社区或小区）人员出入实行"扫码 + 测温 + 出入证"双向检查，倡导 1 户家庭每天限出 1 人；对低风险、较低风险乡镇（街道）的村（社区或小区）居住在本村（社区或小区）的人员进入随机测温、抽查绿码或出入证；其他村（社区或小区）对居住在本村（社区或小区）的人员实行进入时"扫码＋测温"单向检查；对外来人员和车辆加强管控，情况特殊确需进入的，实行"扫码＋测温＋登记"。

专栏 3.1 "疫情图"下的分类治理

有了"疫情图"做参谋，全省各地依据风险高低因地制宜、分类施策。温州市、台州市针对在湖北经商务工人员较多的实际，全力"外防输入、内防扩散"；丽水市以"云管控"打好防控境外疫情输入硬仗；金华市、舟山市分类管理精准施策，织紧织密风险闭环管控网；杭州市、衢州市上线"亲清在线""政企通"等涉企"一站式"移动服务平台，为企业纾困解难；宁波市畅通"五链"组合拳，推动企业复工增产扩能；湖州市在全省率先出台支持企业健康发展八条意见。

对于非疫情防控重点地区，率先推进复工复产成为职责所在，除了疫情图，各地还绘制出其他"助攻图"。例如，嘉兴市在绘制出细化到镇（街道）"五色疫情图"的同时，结合"疫情图"和统计部门规上工业企业网上直报系统等数据，绘制形成了规上工业企业"复工五色图"，并综合运用"两张图"对企业复工复产与疫情防控进行精准调控。在此基础上，又开展"交通五色图""行业五色图"等制作，为科学防控和恢复经济运行提供参考。同时，还绘制出细化到县一级的全国"三色招工图"。依托与中国电科的合作，利用其参与国务院联防联控机制掌握的国家级大数据，绘制形成细化到县市区一级的"全国三色招工图"，对全国县市区疫情风险按照"红黄蓝"三色进行划分，并制作二维码，企业只要"扫一扫"就能进入系统查看目的地风险情况。

二、动态更新提示风险变化趋势

"疫情图"是评估一个地区疫情严重程度的"温度计",不同颜色此消彼长的过程就是疫情动态变化的过程,既可以精准反映当地疫情防控的成效,也可以间接反映一个地区输入性疫情动态情况。按照惯例,春节过后往往迎来"三返"人员的高峰,为防止疫情输入与本地传播形成疫情叠加态势,浙江加大对全省各县(市、区)疫情形势的动态评估,每三天一次对"疫情图"进行动态更新,密切提示风险变化情况,及时向社会传递疫情防控态势,为动态调整防控措施和政策导向提供科学依据。总的来看,自第一张五色"疫情图"发布以后,浙江全省的"疫情图"变化可分为四个阶段:

第一阶段:"红色"首次全部清零。疫情发生初期,全省中风险以上地区有 25 个县(市、区),其中乐清是全省唯一的"红色"高风险地区。据统计,在湖北的乐清籍人口有 4 万多人,春节人员大量返乡使得乐清的确诊病例人数快速上升。为此,乐清出台全省最严厉的疫情防控措施,全力打好"防、管、治"组合拳①,最大限度阻断疫情传播途径。2 月 18 日,温州乐清疫情风险等级由高风险下调为较高风险,全省五色"疫情图"上已没有红色标识,同时,显示为绿色的疫情低风险地区超过七成。这表明疫情防控已出现了阶段性明显成效。

第二阶段:"橙色"全部消失。2 月 24 日,浙江省第六版五色"疫情图"发布,分别代表高风险、较高风险的红、橙两色已从地图上消失。绿色低风险面积逐渐扩大,全省超过九成县(市、区)呈现为绿色低风险,湖

---

① 累计落实 125 个宾馆酒店等作为集中隔离点,累计隔离总人数超过 2 万人,全面推行"居民两周不出门"、生活物资送上门,并集中优质医疗资源精准施策、有效治疗,推动疫情防控取得显著成效。

州、嘉兴、绍兴、金华、衢州、舟山、台州、丽水 8 个市实现所有县(市、区）全部"转绿"。这表明浙江"外防输入、内防集聚"疫情防控取得更进一步的成效。

第三阶段："黄色"全部清零。2 月 28 日公布的五色"疫情图"，代表中风险区域的"黄色"也实现清零，自此全部县（市、区）降为较低风险及以下，预示疫情发展态势持续平稳向好。与此同时，生产生活秩序的恢复也逐步加快。但浙江明确提出低风险不等于零风险，简单的颜色变化，不代表疫情防控力度可以减弱，相反需要更严密、更精准。

第四阶段：实现"单色图"。3 月 1 日，第八版浙江省县域疫情风险地图显示，全省所有县（市、区）均为绿色低风险，表明高风险、较高风险、中风险、较低风险的县（市、区）已全部清零，自此"疫情图"变为了"单色图"。3 月 2 日，省委常委会会议决定全省新冠肺炎疫情防控应急响应级别由省重大突发公共卫生事件一级响应调整为二级响应，标志着浙江疫情防控工作进入到了"防境外输入和蔓延，同时加快复工复产，恢复经济循环"的新阶段。3 月 22 日，省新冠肺炎疫情防控应急响应级别由省重大突发公共卫生事件二级响应进一步调整为三级响应，意味着在防止疫情反弹的前提下生产生活秩序全面恢复。

三、"疫情图""复工图"匹配指导复工复产

习近平总书记在统筹推进疫情防控和经济社会发展工作部署会议上的讲话中指出，在确保疫情防控到位的前提下，推动非疫情防控重点地区企事业单位复工复产，恢复生产生活秩序①。浙江是经济大省、劳务用工大

---

① 2020 年 2 月 23 日，习近平总书记在统筹推进新冠肺炎疫情防控和经济社会发展工作部署会议上的讲话。

省，却是疫情初期湖北以外确诊病例最多的省份。人员的复杂性和恢复经济的重要性，使得浙江面临加快加强防疫复工"两手抓"的压力和紧迫感。

率先推出"复工率五色图"。为了更加直观掌握全省各地经济运行情况，及时作出复工复产有效指导，浙江进一步发挥大数据优势，借鉴五色"疫情图"的可视化方法，在全面建立覆盖全省90个县（市、区）复工复产监测体系的基础上①，2月17日即春节后企业复工首日，首次发布"复工率五色图"。根据全省90个县（市、区）的企业复工率指数②，按照复工率指数从低到高分别以红、橙、黄、蓝、绿五色标识绘制而成。

因时因地分类指导复工复产。浙江按照"因时因地，分类指导"的原则，分区域、分时段、分行业有序开展复工复产。复工复产首先分区域，也就是"疫情图"划分的五类区域；再分时段，从2月10日开始到3月1日，每周为一个时段；最后分行业，按轻重缓急把复工复产行业排序分成15个类别，同时对每类区域、每个时段要重点推进的复工复产行业类别提出指导性意见。

"复工图""疫情图"合而为一。2月17日，浙江在省委常委会扩大会议上明确，要坚持疫情图和复工图同研判、相匹配。2月18日，浙江省委主要领导在督查疫情防控和复工复产工作时强调，各级各部门要切实

---

① 浙江工业企业于2月10日（正月十七）开始复工，虽然比往年推迟了两个星期左右，但在各级政府的高度重视下，通过全省经信系统和企业家们的共同努力，从2月12日开始，规上工业复工率连续8天以每天10个百分点的速度在追赶，到2月21日（正月二十八），规上工业复工率已经超过90%，差不多赶上了一星期的时间。截至2月25日，全省规上工业企业已复工44370家，复工率99.8%，员工到岗率60.1%，产能恢复率达到50%以上。

② 该指数基于全国首创的电力复工指数，利用电力大数据分产业深度挖掘，结合各地规上工业、规上（限上）服务业等复工情况，以及三次产业结构比例，通过加权计算得出。截至2月16日，全省企业复工率指数为42.87，超五成规上工业企业、超两成规上（限上）服务业企业已复工，551个续建省重点项目已有179个复工建设。

把思想和行动统一到"两确保三争取"①的新目标上来，尽快推进复工图与疫情图相匹配，统筹推动疫情防控和经济社会发展更科学更精准更有效。通过五色"疫情图"和"复工率五色图"两张图的比对，可以直观反映出各地统筹疫情防控和复工复产情况。对那些疫情程度较低、复工率指数也低的地区，相关部门主动指导和督促当地进一步加大复工复产工作力度。4 月 13 日以来，浙江围绕实现全年经济社会发展目标任务，在坚持常态化疫情防控中部署开展各项工作。

单位：县区个数

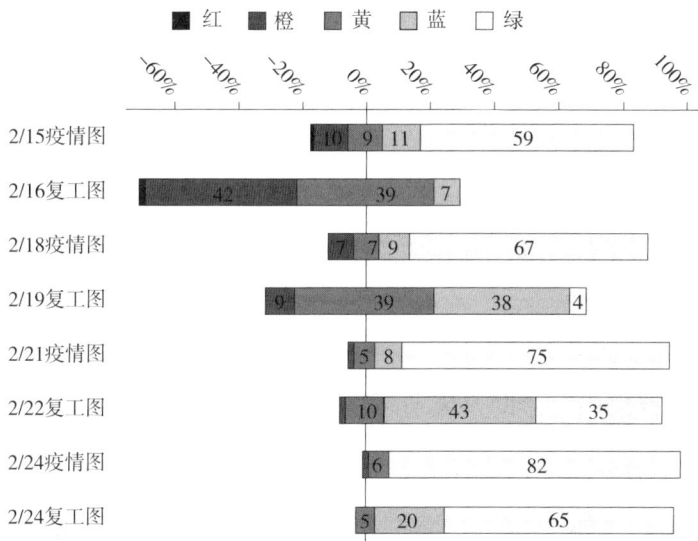

数据来源：浙江省健康委、浙江省发改委。

图 3-1　疫情图、复工图数据对比

"疫情图"是我省疫情防控形势的"晴雨表"，也是省域综合治理能力

①　即确保我省不出现大规模传播疫情，确保完成今年经济社会发展目标任务；努力争取不发生死亡病例，努力争取不发生医护人员感染，努力争取把疫情带来的影响降到最低。

的"成绩单"。在及时更新的疫情图上，每一小块颜色变化的背后，既反映了上一阶段各县（市、区）分类管控、精准施策，全力以赴打赢疫情防控阻击战的成效，也为下一阶段统筹疫情防控和生产恢复指明政策调整方向。"疫情图"与"复工图"相结合，为统筹疫情防控和复工复产提供重要指导，是浙江数字化治理在省域治理中的一次集中展示，达到了更精准、更符合本地实际、更具治理效能开展疫情防控并进行社会生产的目标。

第三节　三色"健康码"精准畅通人流物流商流

浙江为了更好地平衡复工复产和疫情防控，有序引导人员流动，代表不同健康状况的红、黄、绿三色"健康码"率先从余杭启动，并快速推广运用到全省。

一、"健康码"协助人流动态管理

作为劳务输入大省，浙江有近 2000 万外来务工人员，约占全省用工总量的 50%，手机信令数据显示，其中来自疫情严重或较为严重地区的输入人口近四分之一①，这对疫情防控提出了巨大挑战。推进有条件地区开展复工复产，关键是继续锁定被感染人员、疑似感染人群，以及与感染者有过密切接触人群等，调动能够调动的"安全"群体，这就需要对"人"进行科学识别、分类管理。作为"数字经济第一城"，杭州市充分发挥数

---

① 手机信令数据是当前真实反映人口动态迁移的重要大数据分析手段，能够弥补统计数据静态、滞后、容易失真等问题。

字技术优势，首创三色"健康码"，成为实施人员精密智控的最大利器。

首先，余杭率先推出"绿码"。疫情初期，杭州城市大脑数字驾驶舱基于城市所产生的数据资源，实现数据即时、在线、准确的综合信息服务供给，为防控疫情及时拉起第一道严密的数字屏障，为精密智控打下扎实的基础。余杭作为浙江的数字经济高地，依托阿里巴巴的技术支撑，在利用数字技术提高管控效率上率先攻坚，于 2 月 9 日率先在全国开发推出"绿码"，用于疫情防控信息集成、群众出行、协同监管等领域，用智能健康登记系统打通交通卡口、居民小区、单位三者间的信息推送共享，"管住重点人、方便健康人"[①]。

其次，杭州"健康码"正式上线。在余杭"绿码"的基础上，杭州进一步通过数字赋能城市治理，建立全市统一的数字化申报平台，实行个人电子健康码，实现信息及时共享、实时跟踪，形成无遗漏、全覆盖的防控体系。特别是为了找到防控与复工间的智慧平衡点，杭州市进一步按照自动精准高要求，接入省级公共大数据，于 2 月 11 日推出健康码。杭州"健康码"从空间维度精确到乡镇（街道）的疫情风险程度，从时间维度精准到申请人去过疫情地区的次数及停留的时间长短，从人际关系维度精准到可以查到与密切接触人员的接触状态。显示"绿码"者可直接通行，显示"黄码"和"红码"者需接受相应隔离措施[②]。

第三，全省上线"健康码"。在杭州健康码的基础上，浙江构建全省

① "绿码"上线 24 小时内就注册并完整录入信息达 26.9 万人。
② 健康码管理信息系统以真实数据为基础，连通重点人员动态管控清单等相关数据库，根据群众申报信息与后台数据的校验比对结果发放红、黄、绿三色标识的"健康码"。其中，显示"绿码"者可直接通行，显示"黄码"和"红码"者需接受相应隔离措施。红码赋予确诊病人、疑似病人、密切接触者或医学观察人员，以及来自省外重点地区和省内外其他高风险地区的人员；黄码赋予有发热、呼吸道症状的人员，以及来自省内外较高风险地区的人员。

"健康码"管理信息系统框架和数据共享标准规范，明确全省"健康码"管理机制与配套制度，由各设区市在此基础上因地制宜，确定具体的赋码规则。各地也纷纷采用大数据赋能精密智控，在"浙里办"APP和支付宝上线"健康码"服务，居民和进入相应区域人员可通过网络平台自行申报，经审核后分别生成相应"健康码"。浙江省大数据局通过建设全省"健康码"共享平台，推动"健康码"全省覆盖和跨区域的互联互通，实现一次申报、多地认证、动态管理、全省共享，为我省一手抓疫情防控、一手抓复工复产提供有力支撑。从2月14日始，浙江在全省范围内全面上线健康码，累计发码9700多万张，作为进入浙江省相关市的通行证，适用于所有在相关市的人员及返岗人员。

第四，"健康码"走向省外。2月16日国务院办公厅指导支付宝加速研发全国统一的疫情防控健康信息码。3月10日，湖北宣布启动健康码发放工作。同一天，国务院联防联控机制新闻发布会高度认可健康码的作用并特别指出，浙江利用大数据建立个人健康码，动态掌握个人健康信息，为复工复产提供了引导和保障。依托国家一体化在线政务服务平台，浙江健康码顺利实现与30个省（区、市）健康码的跨省互认，助推人员有序跨省流动。此外，随着全球疫情蔓延、境外输入性风险激增等新形势新情况，浙江于3月16日起针对返浙华人华侨、留学生及其他外籍人士实际情况，推出国际版健康码①，累计发码6万多张。

二、"健康码"赋能升级

"健康码"不仅是实施人员精密智控的有效工具，也成为实行精准服

---

① 截至2020年3月16日12时，全省已累计发放健康码7209.2万张，其中国际码3.1万张，为与国内版适当区分，国际版健康码实行橙、黄、绿三色分类。

务的重要抓手，这源于健康码在疫情期间不断优化升级，不断拓展场景应用，为市民出行、市民健康、复工复产、城市运行等提供了全方位服务，实现了全面动员无死角、全面覆盖无盲区。

调整优化功能完善。"健康码"在杭州率先推出后，以"个人自述、建库比对、空间筛查"为依据，依托大数据进行"首次即时计算、每日定时计算、动态实时更新"。同时，针对运行过程中的信息匹配问题，浙江各地普遍开通网络申诉渠道，让一些申报有误的内容能够在基层得到核实和校正，对群众的反映全力进行线上比对和线下核查，并根据疫情防控形势发展，及时对赋码颜色认定标准进行调整优化，以此不断提高赋码的准确性。

赋能升级集成应用。与此同时，健康码从"战时"慢慢转为"平时"，不断深化生产生活场景和智能应用，应用于城市全人群、生命全周期、健康全过程，为城市的公共卫生安全建立起长效机制。疫情防控期间，"健康码"已逐步成为市民的随身健康标签，既为疫情防控做好了服务，也成为了党委政府服务居民健康和社会发展的一项惠民工程。这是浙江将应急治理效能迅速切换为常态治理优势的一次成功探索和经验。浙江将在疫情后期和疫情结束后，进一步拓展深化"健康码"的应用，实现"一码在手，健康全城通"，使之成为助推"健康浙江"建设的公共服务平台。

专栏 3.2 "健康码"用途升级主要做法

杭州、嘉兴打通健康码与公交乘车码，实现人证核验、绿码通行和公交支付三功能合一。湖州、绍兴等地将"健康码"与电子健康卡融合，市民可亮码进院、扫码就医。丽水智慧工地"无感一码通"、台州"健康码＋虹膜"智联智控系统，助力建筑企业复工。温州结合"健康码"应用，推出出租房"安居码"，实现出租人申报"领码"、镇街核验"赋码"、承租人入住"扫码"、部门监管"用码"，有效解决返工人员住行难、基层网格管理难等问题。金华深度融合"健康码"与浙师大留学生管理APP，实现外籍留学生健康状况、住宿申报、签证申请、身份查验等全程在线管控。衢州打通"健康码"与"农技110平台"，推出"健康码·春耕礼包"，春种物资直达农民家门口，春耕防疫两不误。舟山融合港航、渔业管理信息系统与健康码系统数据，实现对相关从业人员"健康码"异常状况的实时跟踪。台州建立一码一店安心扫系统，扫码即可获取店铺信息、店员健康等信息，保障顾客"安心购"。

三、精准服务复工复产

作为统筹推进疫情防控和经济社会发展的重大创新，"健康码"在精密管控人流的基础上有效构筑起复工复产的安全屏障，确保生产生活运行加快恢复。实际上，在"健康码"启动之前，杭州市就开发启动了全市统一的"企业员工健康码"数字平台，对返岗返工的企业员工实现健康在线监测和服务，一人一码、精准服务，确保员工身体健康安全、确保安全有序复工复产①。"员工健康码"与杭州"健康码""二码合一"后，实现了杭州"健康码"包含企业员工健康码状态的统一，为全面复工复产复市提供了全过程全人员的健康管理，也打通了复工复产的更多其他环节。

---

① 具体操作是：企业自行选择符合健康条件的员工复工，并通知员工填写"返工申请"，同时开通"企业员工健康码"，员工根据"员工健康码"颜色，适用对应相关复工政策。"员工健康码"有效回应了最早一批企业复工复产的诉求，发挥了重要的精准管控作用。

　　"健康码"为交通畅通提供了有力支撑。"健康码"全省启用后，最大的成效首先体现在交通领域。2020年2月19日浙江率先在全国撤消除省际和温州以外所有的公路防疫检查点，同步恢复关闭的高速公路出入口。按照"管住大门、守住小门、畅通内部"要求，应设尽设省际防疫检查点；省内防疫检查点应撤尽撤，消除梗阻；同时压实属地政府主体责任，按照"落地受控"原则，依托村、社区、企业等落实"精准智控"，实现管控闭环。省际防疫检查点实行按照"人管住、物畅通"及"受控进入"的原则，以"健康码"为主要查验依据，在防疫检查点实行24小时勤务和逢车必查，落实相关管控措施。"健康码"对统筹做好交通运输领域防输入、保畅通、惠民生，畅通人流物流商流的意义重大，是恢复经济社会正常运转的前提和保障。

　　"健康码"为员工返浙打开了通道。早在2月16日，劳务输出大省贵州就迎来了全国首趟复工人员专列，其中部分工人正是凭着手机里领取的杭州健康码走出了村庄，从始发站贵阳北上车抵达了杭州东。截至3月1日，浙江已陆续与四川、湖南、河南等至少8个省份建立健康码互通互认机制，相应的用工专列也是一列接着一列，从各个劳工大省驶往长三角、珠三角等。此举不仅有助于加速外地劳工返回，为长三角的全面复工打开了绿灯，更迈出了省际互联互通的重要一步。

　　"健康码"为企业管理提供了支持。复工复产的持续常态化，对企业做好生产过程中的疫情防控提出了新的更高要求，特别是对动态掌握员工的健康数据、精准防控在岗员工产生了需求。为此，浙江政务服务网（浙里办APP）用户健康码管理平台面向企业法人，提供"健康码"数据开放解决方案，正式上线企业复工员工健康信息查询应用，即在确保用户数据安全的前提下，通过用户授权的方式为企业提供"健康码"数据。经员工授权同意后，管理员可在钉钉实时查看员工的浙江健康码、健康打卡等信息，并支持统计、提醒及风险预警，为安全复工、更好加快复工进度打下坚实基础。同时，企业管理员在钉钉上搜索"健康码"，或从工作台进入"员工健康"应用，可生成专属的企业健康码，打印贴至企业通道入口处。员工入园前扫码，快速查看个人浙江健康码和健康打卡，如无风险方可通行，大幅降低复工企业的聚集性传染风险①。

"健康码"从杭州余杭诞生到全省推广，再到走向全国，实现"一码"贯穿群众出行生活、企业复工复产各类场景，这是政府治理体系创新的重大成果，具有里程碑式意义。健康码的引入重新构建了一种信任机制，公共场所"绿码＋测温"准入、"一码替证"有序复工等流程得以顺利推进，尤其是随着跨区域绿码互认机制的建立，极大地促进了人员流动和地区、部门间协同，有力推动了"管住重点人，放开健康人"。同时，以"健康码"为载体，各地结合疫情防控与复工复产，积极创新应用场景，涌现了一大批优秀实践，是我省数字化转型的重要经验和宝贵财富。

第四节　"精密智控指数"动态导引疫情防控举措

作为精密智控的两项重大创新，"疫情图"为分类治理"地"提供工具，"健康码"为分类管控"人"提供工具，"一图一码"既锁定了高风险"地""人"，也为畅通低风险"地""人"提供依据。如何对"人地"的综

---

① 浙江的一些地市，还进一步集成创新，加大健康码应用场景的开发。如，丽水市大数据发展管理局推出的"惠企一码通"服务平台，集合了员工健康码状态查询、企业复工备案、惠企政策解读、防疫物资申请、联系驻企服务员等多项功能，企业只需登录这一平台，就能得到一站式便捷服务。

合管理、对统筹防控和复工情况展开更加精细的定量描述和分析比较，并提出相应的政策是精密智控的最后一环，也是重要一环。"精密智控指数"，通过对省域范围各地市的疫情防控和复工情况开展赋分评价，为科学制定分类政策和开展精准服务提供了重要依据，成为评价衡量各地防输入、防集聚和着力畅通物流、人流、商流的风向标。

一、"智控指数"指导科学研判决策

随着全国疫情持续向好态势的拓展和浙江疫情进入"后半场"，对政府利用大数据技术提升治理能力提出了更大的考验。在"两手抓"的新阶段，政府决策已不能简单地面向防疫需求，也不能只顾重振经济，而要兼顾双重目标。生产生活从"静"逐渐到"动"，这个过程涉及方方面面，谁先动、何时动、怎么动？都应根据不同地区的具体情况制定具体的方案。这就需要用数字化手段来最大限度地提高党委政府的科学决策。面对防疫与发展，要把众多应对疫情的元素组合成政府可以决策的依据，"一指数"应运诞生。

精密智控指数 1.0 版。智控指数 1.0 版从 2 月 16 日投入评价，由管控指数与畅通指数两个一级指标构成，不仅要将重点区域、重点人员、重点场所管得更严密，还要把事关百姓生活、企业生产、社会秩序的人流物流商流搞得更畅通。该评估系统总分 100 分，管控指数和畅通指数各占 50分。两个一级指标又分别由新增病例管控、外省输入病例管控、聚集性疫情管控等五个指标与健康码畅通度、公共交通开通率、高速国省干线公路开放率等七个指标构成。根据浙江省新冠肺炎疫情防控工作新闻发布会提供的数据，到 3 月 1 日，全省精密智控指数平均得分 96.87 分，与 2 月中旬首次评价 59.97 分相比，实现了大幅提高。

精密智控指数 2.0 版。从 3 月 2 日到 3 月 9 日①，浙江除境外输入病例外，一周无新增本地病例；全省本地病例"零增长"记录已连续保持 16 天，且未有因复工复产导致的病例；疫情"五色图"已连续 8 天都是绿色低风险的"一色图"。为促进经济循环全面畅通，浙江进一步完善精密智控指数，自此将原先的畅通指数调整为恢复指数，推出智控指数 2.0 版。恢复指数下设惠企政策落地、企业员工返岗、产业链协同、社会秩序恢复 4 个二级指标。精密智控指数的迭代，意味着政府工作重心从变"畅通"转换为变"恢复"，标志着指数在宏观导向上又继续拓展了广度和深度。

精密智控指数 3.0 版。截至 3 月 22 日，浙江已连续 30 天无本地新增病例，且未发生因复工复产引起的确诊和疑似病例，也未发生境外输入疫情本地传播病例。浙江的疫情防控应急响应级别由省重大突发公共卫生事件二级响应调整为三级响应②。此后，浙江根据新形势新挑战，加速完善精密智控机制，形成以"一码一库一平台一指数"为核心的防境外输入精密智控体系。"一指数"即精密智控指数 3.0 版，由入境人员管控、境内人员管控、社会秩序恢复"三板块"评价构成，着眼点仍是精准施策、分类管控，以实现"管住重点人、放开健康人"。智控指数的再次更新表明浙江把防控境外输入作为当前重中之重的任务，反映了浙江进一步守牢防线、打好硬仗的态度和决心。

精密智控指数 4.0、5.0、6.0 版。随着疫情防控向好态势不断巩固，境外疫情多点输入带来的蔓延风险，人员流动聚集带来的反弹风险以及无症状感染者带来的潜在风险，仍然不容忽视。根据疫情防控形势和管控体

①　3 月 2 日，浙江将重大突发公共卫生事件一级响应调整为二级响应。
②　应急响应级别调整后，省政府授权各设区市政府作为三级响应防控措施的实施主体，将由各地从实际出发，及时调整防控策略和工作举措，在切实防止疫情反弹的前提下全面恢复生产生活秩序。

制的变化，为进一步增强"外防输入、内防反弹"合力，浙江不断迭代疫情防控评价体系，在保持入境人员管控、境内人员管控、社会秩序恢复"三板块"架构的基础上，紧扣无症状感染者防控、境外来浙联系人落实等重点环节，适时调整充实评价指标。针对国内出现多起健康码"绿码"省际流动人员被发现无症状感染乃至确诊病例的情形，鼓励用人单位对近期来自原疫情严重地区的人员组织必要的健康检测。

二、精准设置防控力度

精准设防、精细施策是实行精密智控的内在要求之一。在对各地疫情防控和复工复产实现量化评价的基础上，浙江深入分析每一项具体指标的演进变化趋势，及时精准查补短板，因时因势调整工作着力点和应对举措，加快建立同疫情防控相适应的经济社会运行秩序，使人流、物流、资金流有序转动起来，畅通经济社会循环。

全省域动态评估。精密智控的要义是"智网恢恢，疏而不漏"。浙江基于精密智控指数各项指标，对下辖 11 个地市管控情况进行量化评价，以动态掌握全省复工复产的进展情况。同时，在科学分析总体情况的基础上，还深入分析每一项具体指标的演进变化趋势，以便及时精准查补短板，"点穴式"出台防控措施，确保全面复工复产复市场。

实施动态管控。随着防控形势变化，浙江不断调整完善精密智控指数评价指标体系，实现动态管控。2 月中下旬以来，以畅通省域内人流物流商流为主要目标，例如根据畅通指数，采取全面打通省内交通要道措施，让材料运得进来、产品卖得出去；全省除温州外，取消省内高速公路、普通国省道以及农村公路的卡点。进入 3 月后，以全面恢复生产生活为主要目标，例如开放景区、交通免费等。

科学应对境外疫情输入。进入 3 月，国际疫情快速扩散、远超国内。为适应防境外输入工作的新要求，浙江推出"一码一库一平台一指数"，筑牢境外疫情输入防线。"一库"即重点人员和联系人数据库，数据全面性、准确性、及时性不断提升。"一平台"即海外侨胞回国健康信息预申报平台，填报个人信息、国内联系人信息、返浙计划等，提前了解侨胞返乡意愿，同步落实联系人机制，并积极跟进相关服务，努力做到人员入境"预先知、登机知、落地知"，提供有效服务。"一指数"即精密智控指数迭代版，加入了劝侨安侨指数等。这既是前一阶段战"疫"精密智控模式的自然延伸，也突出了下一阶段战"疫"精密智控的目标所在。

三、有效开展动态服务

查漏补缺、有效服务是精密智控的主要目标之一。浙江在深入落实精密智控机制筑牢防线的同时，也强化人文关怀，寓服务于防控之中，用心用情帮助企业群众纾困解难，不断巩固和拓展全省来之不易的疫情防控持续向好态势。精密智控指数成为各级党委政府开展精准服务的重要遵循。

全力破解用工难。针对企业员工返岗得分低的问题，全省各地着力疏通"找人、接人、识人、管人"四个环节的堵点，采取多种方式引导员工返岗。全省人力社保系统共计派出 361 个工作组 1601 人，与劳务输出大省开展省市县全面劳务对接，覆盖 10 余个省，近 100 个市、1000 个县（市、区），建立巩固省际劳务合作机制，实行省际联合指挥调度，实现市县"点对点"对接。对企业招用外省员工补贴 1000 元／人，对劳务中介补贴 500元／人。春节以来全省安排包车 3 万辆、专列 239 列，包机 76 架，累计接回员工 85 万人。坚持线上线下融合，全省一季度通过"云招聘"组织大型线上招聘会 374 场，引进各类人才 19.7 万人。同时，精准出台文件鼓励技工院校师生到企业顶岗，学生视同实习，给予相应学分；教师视同企业实践，同等条件下优先推荐职称评审、职务晋升；顶岗师生还可单险种参加工伤保险。有关部门制定出台《关于鼓励技工院校师生助力企业复工复产的通知》《关于做好职业院校学生顶岗实习支持企业复工复产的通知》等文件，支持省内职业院校根据当地疫情防控形势、企业疫情防控情况及复工复产对从业人员专业、岗位等要素需求，启动学生实习特别是毕业班学生顶岗实习计划，支持企业复工复产。

全力破解产业链联动难。针对产业链协同得分不高的情况，各级党委政府想企业之所想、急企业之所急，及时掌握省内重点制造业企业的产业链、供应链情况，利用省市县协同机制，帮助解决上下游企业复工复产不同步、不衔接的问题。对企业需协调外省有关企业复工复产的需求，及时采取发函给配套企业所在地政府等举措，帮助企业实现供需对接。2月13日长三角四省市防控办联合印发长三角疫情防控协同事项工作方案，部分产业链协同方面的突出问题通过相关机制得到解决。生活生产组（复工复产专班）还建立了交办单、联系单、报告单"三单"制度，按照"一事一单""问题事项接收—交办—督办—反馈—销号"全流程闭环管理，帮助企业协调解决产业链联动问题105个。

全力破解要素流通难。针对开复工率不高的情况，浙江着力服务物流通、资金通、政策通等重点关节。通过长三角协作机制、积极与有关省份沟通，努力打通省际交通要道；督促各地打通市际、县际交通要道，畅通县乡村公路。制定稳企业稳经济稳发展30条综合性政策，以及支持小微企业渡过难关17条等若干单项政策，形成"1+N"的惠企政策体系，涉及金融、财税、交通、土地、外贸、价格、信用、用工等众多领域①。着力破解企业复工复产面临的开工难、招工难、产业链联动难、物流运输

---

① 同时，标准化办事流程，推动已出台的惠企惠民政策在"浙里办"上全链条解读，电子化办理，逐步实现政策指引一网通晓，政策落实一网通办，切实推动各项政策落地落实落细，提升企业获得感。

难、医护用品保障难、资金周转难、保外贸订单难等 7 个突出问题。同时，大力实施减税减费减租减息和政府减支"五减"行动，实施提振消费"六大行动"，切实帮助企业渡过难关。

"精密智控指数"是浙江疫情防控工作进入不同阶段的重要"指挥棒"，"一图一码"作为"零件"，其应用的实效集中体现在"一指数"上。从 1.0 版的"管控＋畅通"指数，到 2.0 版的"管控＋恢复"指数，到 3.0 版的入境人员管控＋境内人员管控＋社会秩序恢复"三板块"评价，到 4.0 版无症状感染者防控、境外来浙联系人落实，到 5.0 版专门增加"食品安全管控"一级指标，再到针对秋冬季疫情防控的新情况新特点，新增防控能力提升评价模块，纳入核酸检测、医疗服务等新内容的 6.0 版，精密智控机制更整体、更协调。精密智控指数根据外部形势进行迭代更新充分反映了浙江疫情防控主要着力点的转换，体现了疫情防控和复工复产的分区分级、循序渐进、精准有效，为提升治理效能、科学精准打赢疫情防控阻击战和经济社会发展总体战提供了准确识变、科学应变、主动求变的决策依据。

浙江在疫情防控中始终坚持发挥数字化转型先发优势，把数字化的基因植入各领域，把数字化的意识落实于行动，因势而变，凭"智"出招，展示了浙江现代政府治理的新风采。疫情防控是对治理体系的实践检验，也是对浙江数字化治理能力的重大考验。疫情终会结束，但是对经济社会的影响仍将持续，要善于抓住这次疫情的主要矛盾，找到有效破解问题的主攻方向，从省域治理体系入手，进一步升级后疫情时代浙江的数字化治理方式和模式，在科学决策支撑、经济治理能力、应急管理体系、公共服务水平和区域协同治理等方面全方位提升数字化治理能力和水平，使党委政府始终能够保持强大的行动力和战斗力，为现代政府建设提供理论支撑与实践经验。

第四章
统筹推进：算好"四本账"，
做到"两手硬、两战赢"

　　疫情防控和经济社会发展相互依存，防控不严不实会影响经济社会秩序的恢复和发展，反之经济停滞、社会运转失序也会影响打赢疫情防控持久战，两者不可偏废。浙江省委、省政府认真贯彻习近平总书记在统筹推进新冠肺炎疫情防控和经济社会发展工作部署会议上的重要讲话精神，提出要辩证把握疫情防控的阶段性特征，算好全局账、动态账、长远账、平衡账，准确识变、科学应变、主动求变，抓住关键时间节点，及时回应社会期待，周密部署、统筹安排，集中精力做好疫情防控各项工作，有力有序推动企业复工复产，确保社会大局和谐稳定，保持经济社会平稳有序健康运行。

第一节　有力有序推进复工复产

　　习近平总书记指出，"在疫情形势趋缓后，如何统筹好疫情防控和复工复产，这也是很大的挑战"①。浙江作为沿海经济发达省份，疫情防控越深入，经济社会如何快速有序恢复的需求越紧迫，面临的困难挑战也越多。总体上，浙江从一开始就坚持疫情图和复工图同研判、相匹配，充分调动和发挥县一级的积极性主动性，压实压紧县一级的属地责任，突出防控策略的差异化、区分度，有序推动物流、人流、商流畅通，在与时间赛跑中赢得复工复产主动权。

一、打出援企稳岗系列政策组合拳

非常时期离不开非常政策。政策制定出台的精准性、前瞻性和有效性、系统性，直接关系到受疫情影响的经济社会发展方方面面的恢复。浙江作为民营经济大省、市场大省，支持帮扶企业是一项重要任务。

一是率先支持小微企业渡难关。疫情之下，物流运输、批发零售、住宿餐饮、旅游等行业的小微企业受影响较大。浙江省疫情防控领导小组2月5日出台《关于支持小微企业渡过难关的意见》，加快实施新的小微企业降本减负措施，全面降低小微企业用电、用气、物流等成本，切实减轻小微企业负担。在财税支持方面，制定房产税、城镇土地使用税、企业所得税等相关优惠政策，允许企业延期缴纳税款、缓缴社会保险费、返还失业保险费等，同时加大有关财政资金申拨力度，对承租国有资产类经营用房的小微企业实行房租免收、减半等，对在疫情期间为小微企业减免租金的小微企业园、产业创新服务综合体等各类载体，优先予以政策扶持。在金融支持方面，全力做好信贷纾困工作，通过持续推进无还本续贷等还款方式创新降低融资成本，通过开展线上服务、加强金融机构服务效能建设

---

① 习近平：《在统筹推进新冠肺炎疫情防控和经济社会发展工作部署会议上的讲话》，《人民日报》2020年2月24日。

等方式优化金融服务，并发挥政策性金融、政策性担保机构等作用，有效满足企业流动性需求。在支持小微企业外贸出口方面，对受疫情影响导致无法如期履行或不能履行国际贸易合同的，协助提供不可抗力相关的事实性证明，同时通过全面降低检验检疫费用、提高出口信用保险保费补贴等方式，减轻外贸小微企业负担。

二是聚焦稳企业稳经济稳发展出台全面性政策。浙江及时研究和出台了《关于坚决打赢新冠肺炎疫情防控阻击战全力稳企业稳经济稳发展的若干意见》。《意见》既着眼于破解眼前难题的即期政策，也面向长远发展的远谋之略，全力稳妥有序地打好经济发展的总体战，以确定性的工作主动应对不确定的形势，以超常规的举措最大限度减少疫情的冲击，以高质量的经济发展保障疫情防控的彻底胜利。在具体的政策引导上，除了全力保障疫情防控期间重要物资供给，还进一步围绕企业降本减负、财政金融支持、企业用工、经济循环、培育新经济新模式、扩大有效投资、优化政府服务等方面给出了高含金量、可操作性的三十条政策举措。《意见》聚焦在确保疫情可控的前提下，有序推动交通恢复、物流畅通、生活便利化、人员受控返工、防护保障能力提升和企业生产复工，充分体现了浙江统筹全局、提前谋划、综合施策的治理理念。

三是全面形成"1+X"的政策体系。省级相关部门结合《意见》还制定了一系列配套政策，最终形成"1（综合）+29（专项）"惠企政策体系，涉及金融、财税、交通、土地、外贸、价格、信用、用工等众多领域。同时，为加快政策红利兑现，浙江主动帮助企业与时间赛跑，规范办事流程，推动已出台的惠企惠民政策在"浙里办"上全链条解读、电子化办理，实现了政策指引一网通晓，政策落实一网通办，切实推动各项政策落地落实落细。全省9家全国性银行和3家地方法人银行在3月中旬就累计运用央行防疫专项再贷款资金向1198家名单内企业发放2180笔优惠利率贷款，金额420.41亿元，优惠利率贷款加权平均利率2.66%，中央财政贴息后，企业实际贷款利率仅为1.3%左右；全省财政部门累计兑现和减免资金259.3亿元。大力实施减税减费减租减息减支共克时艰行动，2020年前三季度累计完成减税降费4298.8亿元。通过减轻疫情期间企业用水用气用能负担，供水、燃气企业均直接降价10%。此外，浙江将"五减"工作纳入精密智控指数，通过加强目标量化、进度晾晒、绩效评估、先进推广、落后约谈等，确保真金白银的惠企"硬"政策真正落实落细落到位，切实提升企业享受政策的获得感。

表4-1　浙江省"1+X"系列惠企政策（省级）

序号	发文部门	文件名称
1	省委省政府	关于坚决打赢新冠肺炎疫情防控阻击战全力稳企业稳经济稳发展的若干意见（浙委发〔2020〕4号）
2	省疫情防控工作领导小组	关于支持小微企业渡过难关的意见（省疫情防控〔2020〕9号）
3		关于进一步支持小微企业渡过难关的意见（省疫情防控〔2020〕12号）
4		关于切实保障生活保供类电商及快递企业正常运行的紧急通知
5		关于做好企业复工和疫情防控工作的通知
6		关于进一步支持我省外贸企业渡过难关的若干意见（省疫情防控〔2020〕34号）
7		关于印发大力实施减税减费减租减息减支共克时艰行动方案的通知（省疫情防控〔2020〕15号）
8		关于印发省级防疫应急物资保障财政资金支持政策操作细则的通知（省疫情防控〔2020〕59号）

续表

序号	发文部门	文件名称
9	省发改委	关于新冠肺炎疫情防控期间临时降低企业用气用水用电价格的通知（浙发改价格［2020］22 号）
10		关于综合运用财政金融政策促进经济恢复发展有关事项的通知（浙发改财金［2020］30 号）
11		关于积极有效应对疫情全力支持服务业平稳健康发展的若干意见（浙发改服务［2020］26 号）
12		疫情防控期间浙江省投资项目办理通知
13	省经信厅	关于加快推进小微企业复工复产的指导意见（浙中小企业［2020］1 号）
14		关于做好小微企业园疫情防控和复工复产工作指导意见（浙小微园办［2020］1 号）
15	省科技厅	关于进一步加强服务科技型企业指导做好疫情防控工作的紧急通知
16		关于全力支持科技企业抗疫情促发展的通知（浙科发规［2020］8 号）
17	省财政厅	浙江财政实施农产品稳产保供贷款政策性担保扶持政策（浙财农［2020］4 号）
18		关于坚决打赢疫情防控阻击战强化财政金融支持稳企业稳经济稳发展的通知（浙财金［2020］3 号）
19		关于进一步做好新冠肺炎疫情防控期间政府采购管理工作的通知（浙财采监［2020］2 号）
20	省人力社保厅	关于积极应对疫情切实做好劳动关系工作的通知（浙人社明电［2020］3 号）
21		关于在疫情期间支持企业开展线上职业技能培训工作的通知（浙人社发［2020］9 号）
22		关于阶段性减免企业社会保险费有关问题的通知（浙人社发［2020］13 号）

续表

序号	发文部门	文件名称
23	省商务厅	关于开展 2020 年浙江省稳外贸稳企业促发展应急专项贷款有关工作的通知（浙财金〔2020〕3 号）
24	省卫健委	浙江省新型冠状病毒感染的肺炎疫情紧急心理干预工作方案（试行）（浙卫发〔2020〕1 号）
25	省市场监管局	关于贯彻落实《中共浙江省委浙江省人民政府关于坚决打赢新冠肺炎疫情防控阻击战全力稳企业稳经济稳发展的若干意见》服务举措的通知（浙市监综〔2020〕9 号）
26		关于实施稳企业稳经济稳发展第二批服务举措的通知
27		关于明确疫情防控阻击战期间知识产权融资支持政策的通知
28		关于应对疫情影响加大对个体工商户扶持若干意见（浙市监综〔2020〕13 号）
29	省银保监局	关于进一步做好疫情防控和企业恢复生产金融服务工作的通知（浙银保监发〔2020〕3 号）
30	省药监局	关于全力促进医用防护物资供应大力支持医药企业复工复产助力医药产业高质量发展的通知
31	省住建厅	关于全力做好疫情防控支持企业发展的通知（浙建办〔2020〕10 号）
32	省生态环境厅	关于支持企业复工复产服务稳企业稳经济稳发展的意见（浙环函〔2020〕36 号）
33	国网浙江电力	做好疫情防控全力恢复建设助推企业复工复产十项举措
34	金融机构	浙江银行业保险类惠企政策清单
35	浙商总会	关于号召金融顾问全力支持企业复工复产的通知

二、动态调整复工复产推进力度

浙江借助数字经济优势，落实分区分级精准防控策略，打通人流、物流堵点，放开货运物流限制，确保员工回得来、原料供得上、产品出得去。

一是持续创新"一图一码一指数"精密智控手段，支撑全省精准落实分区分级复工复产。浙江在疫情防控中推出应用"一图一码一指数"实现精密智控，为分区分级统筹推进复工复产奠定了基础。在疫情已取得阶段性明显成效后，省委省政府统一部署各市县根据疫情图和"三返"情况及时调整防控力度和举措，更科学更精准地推动复工复产。

二是坚持疫情图和复工图同研判、相匹配，认真落实分区分级精准防控，加快复工节奏。进一步简政放权，实行"备案制＋负面清单＋承诺制"，简化复工复产确认程序。开辟员工返程绿色通道，加紧打通省际、市际、县际交通要道，加快恢复航空、铁路、港口等正常运营，逐步恢复城市正常秩序和功能，让公共交通正常运转起来、物流配送顺畅起来、商圈活跃起来，有效地推进经济逐渐恢复正常运行。这一阶段主要是 2 月 17 日起至 2 月 23 日之间，全省着力于提高企业复工率，目标是实现低风险地区企业复工率不低于 70%、较低风险地区企业复工率不低于 60%、中风险地区企业复工率不低于 50%、551 个省重点项目努力实现基本开工。2 月 23 日，全省复工率指数达 72.42，90 个县（市、区）中，79 个达到复工率目标要求。

专栏：推进复工图和疫情图相匹配

浙江是劳务用工大省，有近 2000 万外来务工人员来浙工作，占浙江总用工人数的近 50%。当浙江省疫情防控进入下半场，为了实现精准施策科学复工，浙江首创疫情五色图和复工率五色图，根据疫情变化，推动非疫情防控重点地区应复尽复。

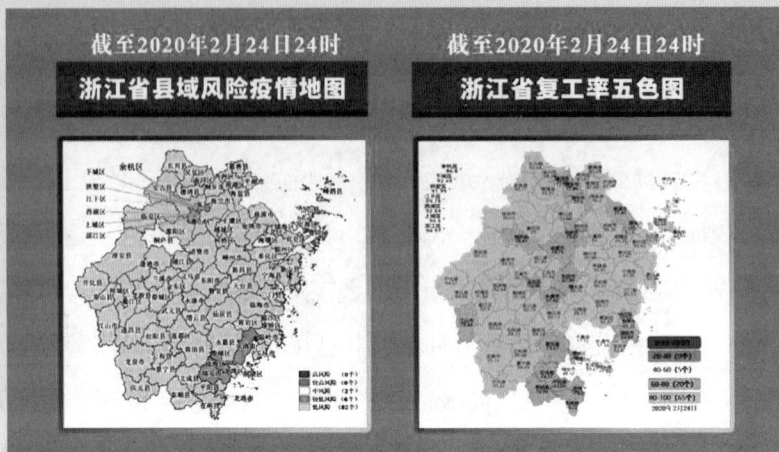

图 4–1　2 月 24 日疫情图与复工图对比

疫情五色图把全省 90 个县（市、区）的疫情风险等级评为高、较高、中、较低、低，相应由红、橙、黄、蓝、绿五色表示，形成浙江的县域疫情风险地图。第一张疫情五色图在 2 月 9 日正式发布。2 月 17 日，也是春节后企业复工的首日，浙江省发改委在疫情五色图的基础上，首次发布了复工率五色图。同样分为五档，以红、橙、黄、蓝、绿五色表示，并遵循因时因地，分类指导的原则，分区域、分时段、分行业有序开展。把疫情五色图和复工率五色图结合起来，精准分析统筹规划，给了浙江更足的底气。

资料来源：《推进复工图与疫情图相匹配　浙江心中有"数"推动经济发展》，浙江商网，2020 年 2 月 26 日。

三是及时从全面复工转向加快提升产能恢复率。2 月 24 日至 2 月 29 日，浙江持续推动实现全面复工，争取产能恢复率达到 75% 以上。2 月 29 日全省企业复工率指数为 95.08、企业产能恢复率指数为 76.75。进入 3

月之后，复工复产推进重点调整为加快产能恢复，进一步畅通经济循环。3月3日全省企业产能恢复率指数首次站上80，之后一直稳定在80以上。3月7日全省制造业产能恢复到往年同期水平。4月28日，全省企业产能恢复率指数为90.94，7个地市产能恢复率均超90%，丽水（108.17%）、温州（100.64%）产能恢复率超过100%，领跑全省；金华（98.3%）等5市在90%—100%之间。与2月29日相比，11市产能恢复率均有不同幅度提升，其中温州、金华提升幅度较大，分别提升30.82和25.85个百分点。

三、全力抓好重大项目开工落地

早在疫情爆发之初，浙江就深入分析疫情对"稳投资"工作和重点项目建设的影响，对"稳投资"进行提前部署，扎实做好疫情防控期间省重点项目"一项一策"支持工作，研究提出疫情过后全面恢复、迅速推进省重点项目建设的工作举措。

一方面，抓好省重大项目开工。对重大项目复工，浙江省综合考虑各地疫情态势、项目重要程度、复工和防疫方案等因素，在"一图一码一指数"的精准防控下，根据轻重缓急原则，分时段、分批次有序复工，并编制与疫情五色图相对应的续建省重点项目复工情况五色图，每日更新比对，及时指导督促疫情程度和复工率都比较低的地区加大复工力度。同时，在解决省重点项目用工、资金难题时，充分发挥省、市、县三级重大项目协调例会制度作用，鼓励项目参建单位通过包车、包专列等点对点方式解决用工问题，全力推动项目道路通、物流通、资金通、人员通、政策通。在前期抓好551个续建类省重点项目100%复工，复工强度稳步提高的基础上，浙江举行2020年全省扩大有效投资重大项目集中开工活动，聚焦高质量发展、竞争力提升、现代化建设，共筛选537个重大项目参加，总投资8864亿元，年度计划投资1473亿元。

另一方面，抓好重大外资项目落地。在达到疫情防控工作要求的前提下，浙江省帮助指导重点外资企业和外资项目有序复工复产，优先保障涉及疫情防控用品生产外资企业、外贸订单外资企业等复工复产，特事特办，实现全员复工，满负荷生产。协调解决外资企业复工复产中的各类突出问题，完善工作方案，落实具体措施。同时，简化复工复产确认程序，采用疫情防控措施清单告知，实行"备案制＋负面清单＋承诺制"管理，为外资企业和项目复工复产提供便捷服务。针对重点外资企业和重大外资项目实行"一事一议"，及时掌握了解疫情防控和受影响情况，主动回应和协调解决外资企业存在困难和发展需求，帮助解决实际困难，尽快实现复工复产。此外，创新开展外商投资促进工作，发挥互联网平台优势，积极利用线上云端加强与客商的"不见面"沟通，探索"网上招商会"、"网上洽谈会"、"网上签约会"等云上招商方式，确保联系不断、项目不丢。超前谋划和研究调整年度招商活动计划、境内外重大招商活动方案，深入分析疫情影响，针对外资企业投资、人才流动、资金投向等新趋势、新变化，做好政策研判和重点工作调整，为疫情后高质量、高效率开展招商引资，苦练"内功"，打好基础。复工复产初期，全省在建重大外资项目60个，总投资491.2亿美元（折合人民币3413.4亿元）。其中，总投资10亿美元以上项目14个。总体来看外资项目进展顺利，已落地项目42个（其中包括已投产8个，已开工23个，已登记注册11个），已签合作意向项目15个，在谈项目3个。

农产品保供是疫情中城乡居民都比较关注的民生问题。在抓好工业项目开工建设的同时，浙江同步推进农业生产保供各项工作。针对农业生产受疫情冲击较大的实际困难，一些农村地区出现物流不畅、农业用工短缺、家庭蔬菜农产品滞销、农业生产经营主体复工复产慢等情况，浙江及时出台恢复农业生产保障市场供应15条意见等政策意见，着力稳住农业农村经济"基本盘"。聚焦"三农"领域存在的突出问题，提出加快农业生产经营主体复工复产、推进农产品产销对接、保障农村物流畅通、强化服务指导等一系列的措施和要求，打通当前农产品生产保供的痛点、堵点和难点；提出一手抓农村疫情防控，一手抓农业生产恢复，对蔬菜瓜果供应和畜牧生产作出部署。从财政、金融、保险、外贸等方面提出一系列的扶持政策，比如首次明确农民专业合作社、家庭农场等经营生产主体同等享受小微企业的 17 条优惠政策，涵盖全省 8.9 万家经营主体；比如加大粮食种植的扶植力度，对规模种粮的主体，补贴标准从每亩 100 元提高到120 元；比如增设蔬菜价格指数保险产品，90% 由国家财政承担，稳定种植信心。同时，严格落实地方属地责任，压实菜篮子市长负责制，地方政府统筹抓好农业生产发展以及产销衔接、流通运输、市场调控和质量安全等方面的工作。全省组建 1000 多支服务队，通过开展联村、联企、联基地，送政策进户、送技术解难、送帮扶解困。省市县三级农业部门都设置热线，提供防疫、技术、产销等方面的咨询和求助。

第二节　倒逼推动产业转型升级

浙江运用倒逼机制，以更大力度更加精度的"两手硬、两战赢"举措，努力推动经济发展方式转变、产业转型升级，推动经济社会实现高质量发展。

一、破解产能恢复难点、堵点

在疫情影响下，大量企业面临用工难、物流运输难、产业链协同难等突出问题。随着全省复工复产向纵深推进，企业面临的深层次困难日益显现，浙江进一步加强统筹协调力度，在前期破解物流运输难的基础上，全力破解招工用工难、产业链协同难和消费市场提振难等问题。

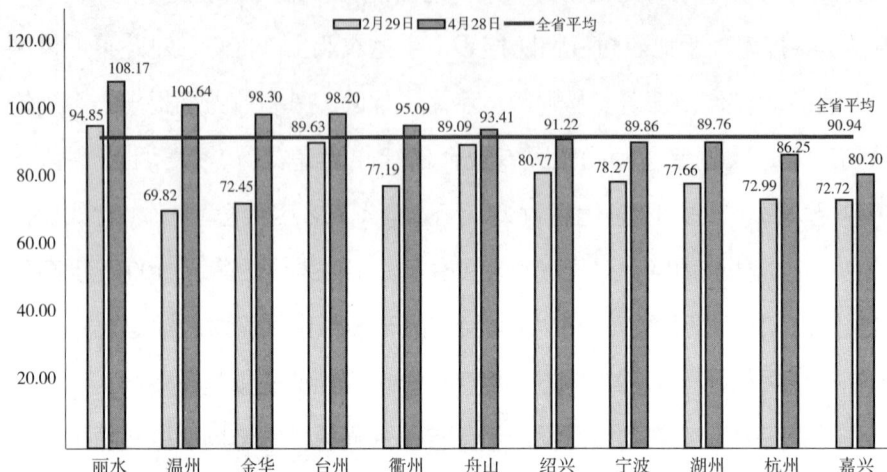

图 4-2　疫情期间全省 11 个地市产能恢复率对比图（%）

一是全力破解结构性用工瓶颈。浙江省外农村务工人员主要来自河南、安徽、四川、江西、湖北、湖南、广西、贵州、云南等 9 个省份，但疫情期间河南郑州、信阳，安徽阜阳等地农村地区存在"封村""封道"情况，导致我省建筑业、农业等用工缺口较大。湖北省是浙江技术工人、管理人员、特种作业人员的重要输出地之一，疫情期间这部分人员"不能来"，对我省部分企业造成了较大影响。为此，浙江省各地着力疏通"找人、接人、识人、管人"四个环节的堵点，采取多种方式引导员工返岗。第一，加强建立疫情期间省际劳务合作机制。浙江省人力社保系统共计派出 361 个工作组 1601 人，与劳务输出大省开展省市县全面劳务对接，覆盖 10 余个省，近 100 个市、1000 个县（市、区），建立巩固省际劳务合作机制，实行省际联合指挥调度，实现市县"点对点"对接。第二，及时解决外来务工人员的交通和入城问题。春节至 3 月中旬，全省就安排包车

3万辆、专列239列、包机76架，累计接回员工85万人。第三，多种方式补充结构性用工缺口，及时出台招工补贴、鼓励技工院校师生顶岗实习等具体措施。通过多措并举，复工复产面临的用工荒得到了及时缓解。

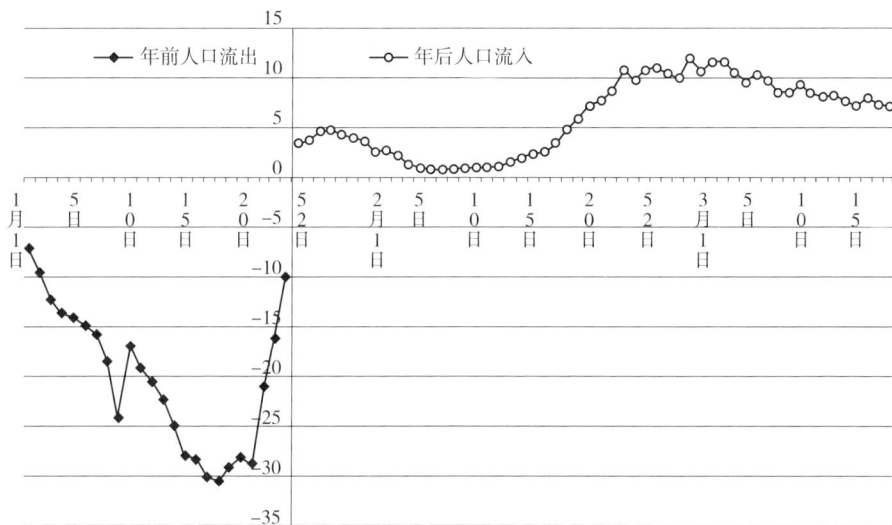

图4-3　疫情严控期间浙江人口迁入迁出趋势图

二是全力打通产业链复产的联动堵点。浙江部分重点行业、龙头企业上下游联动复工复产面临较为严重的产业链复工不协同的难题。各地各部门根据复工复产需要，出硬招出实招帮助企业打通产业链复产联动堵点。第一，理顺省内产业链复产关键堵点。及时掌握省内重点制造业企业的产业链、供应链情况，利用省市县协同机制，帮助解决上下游企业复工复产不同步、不衔接的问题。第二，加强长三角等省际协调联动。对企业需协调外省有关企业复工复产的需求，及时采取发函给配套企业所在地政府等举措，帮助企业实现供需对接。2020年2月13日，长三角四省市防控办联合印发长三角疫情防控协同事项工作方案，推进长三角地区的产业链联动复产。第三，建立产业链复产"三单"制度，推进堵点难题逐个破解。

生活生产组（复工复产专班）建立了交办单、联系单、报告单"三单"制度，按照"一事一单"、"问题事项接收—交办—督办—反馈—销号"全流程闭环管理，帮助企业协调解决产业链联动问题 105 个。

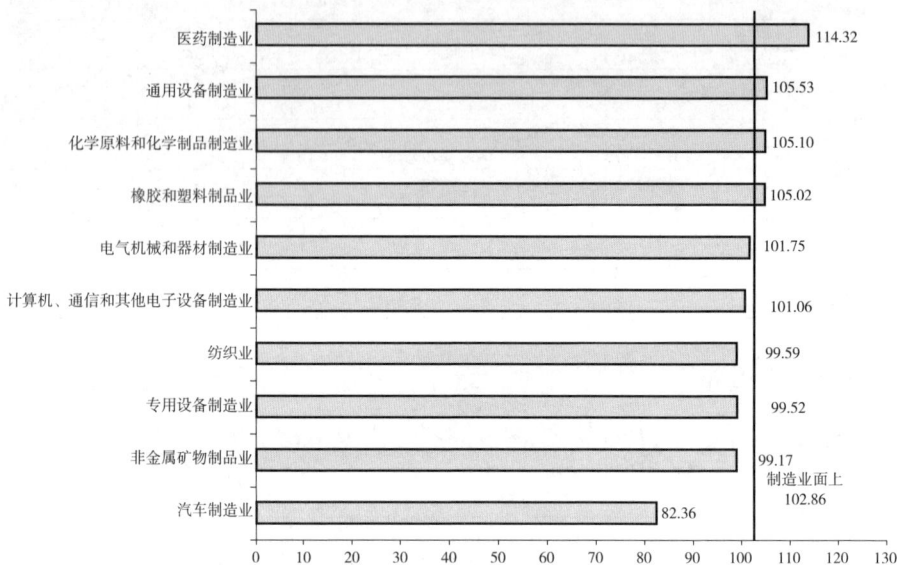

图4-4　疫情期间全省制造业增加值前十行业产能恢复率对比图（%）

三是全力提振消费终端活跃度。疫情期间，我省住宿和餐饮业、房地产业、租赁和商务服务业、批发和零售业产能恢复率在较长时间内滞后于服务业面上恢复率，而服务业又低于全省面上 15.24 个百分点，终端消费启动运行并恢复常态存在较大的摩擦力和阻碍力。为此，浙江通过各种手段刺激终端消费市场，打通经济循环终端堵塞，加快促进线下消费正常化。浙江适时调整统筹防疫情与促消费策略，消除大众外出消费恐慌心理，在管住重点人的同时，鼓励在采取必要防护措施前提下，参与正常的餐饮、出行旅游、购物等线下消费，使消费市场尽快正常运行。加大消费刺激政策力度。浙江及时出台关于提振消费促进经济稳定增长的实施意见，提出要加快步行街改造提升，大力培育发展夜间经济，推进商务旅游文化融合发展，加快研究制定发放消费券、旅游券等消费提振政策措施，促进疫情后消费市场复苏。浙江谋划推出总价达 10 亿元的文旅消费券和 1 亿元的文旅消费大红包，省内各地消费刺激政策及时跟进。例如，杭州一次性新增投入 2 万个小客车指标，发放 16.8 亿元的消费券。

二、全力推进提高产能恢复率

随着前期复工复产迅速推进，全省复工率达到较高水平，浙江及时将施策重心转向提高产能恢复率上，并着力推进服务业、中小微企业等复原滞后的经济部门和企业群体，全力推动浙江经济实现全面、高质量的复苏、复原。

一是着力推动服务业高质量产能恢复。截至 4 月底，全省工业产能恢复率为 102.54%，连续 24 日稳定在 100% 以上，较 2 月 29 日提高 15.77 个百分点，产能总体恢复。相比之下，服务业产能恢复情况还存在一定差距。全省服务业产能恢复率为 75%。整体上，信息传输、软件和信息技术服务业已基本恢复产能，交通运输、仓储和邮政业恢复较好，批发和零售业和住宿和餐饮业恢复相对缓慢。

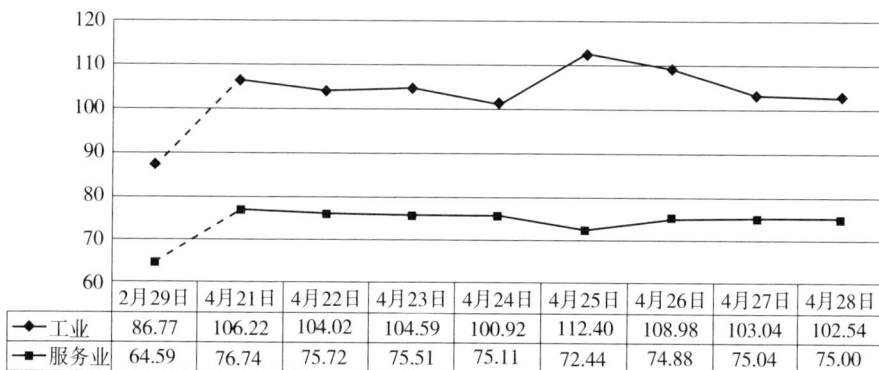

	2月29日	4月21日	4月22日	4月23日	4月24日	4月25日	4月26日	4月27日	4月28日
工业	86.77	106.22	104.02	104.59	100.92	112.40	108.98	103.04	102.54
服务业	64.59	76.74	75.72	75.51	75.11	72.44	74.88	75.04	75.00

图 4–5　疫情期间浙江省工业与服务业产能恢复率情况

为此，浙江及时调整政策力度，加大对产能恢复率较低行业的政策支持。加大消费刺激力度促进线下消费，及时营造适宜的线下消费氛围，各级干部带头摘口罩，"下馆子""逛超市"，增强人民群众线下消费信心。一手抓生产、一手抓消费，促成良性循环，促进经济发展"春暖花开"，加大对受疫情影响较重的服务行业的扶持力度。重点促进产能恢复率较低的批发和零售业、住宿和餐饮业、金融业、房地产业、租赁和商业服务业等服务行业。

二是着力帮扶中小微企业渡难关、促转型。扶持小微企业渡难关一直是疫情期间浙江关心的重点问题，各职能部门和各级政府也采取了众多帮扶措施。重点针对小微企业、服务业企业生存问题，持续加大金融、税收、社保等政策支持力度，降低企业用电、用水、用气成本，扩大小微企业普惠性贷款政策支持面和力度，有针对性地明确和延长优惠政策期限。对加快推动小微企业复工复产提出了"七个精准"要求，即精准发挥平台作用、精准做好用工保障、精准做好协同复工、精准做好资金支持、精准做好政策支持、精准做好物资保障、精准做好企业服务。截至 4 月 27 日，全省 397 万小微企业、个体工商户产能恢复率为 92.25%；温州、丽水、台州 3 市超过 100%，产能恢复较快。73 个县（市、区）恢复率在 80%以上，较 2 月 29 日增加 62 个；仅富阳（58.51%）恢复率在 60%以下。

三、化危为机促进产业迭代升级

浙江坚定高质量发展方向不动摇，紧扣两个着力点，转危为机、捕捉机遇，统筹推动复工复产与转型升级，努力增强高质量发展的新动能。

一是深化区域一体化，赋能联防联控和产业链联动复工。浙江积极推进区域统筹，最典型的例子莫过于健康码的跨区域互认使用。2 月 18 日健康码实现省内通用，2 月 29 日海南和浙江实现健康码跨省互认，3 月 1

日河南与浙江实现健康码跨省互认。3月3日长三角建立健康码通用机制，浙江健康码被8省市互认使用。疫情形势趋缓后，浙江又加紧聚焦复工复产，加强长三角地区一体化协同。2月13日长三角四省市防控办联合印发长三角疫情防控协同事项工作方案，部分产业链协同方面的突出问题通过相关机制得到解决。同时，及时掌握省内重点制造业企业的产业链、供应链情况，利用省市县协同机制，帮助解决上下游企业复工复产不同步、不衔接的问题。

二是推动数字经济和产业数字化向更高层次发展。深化数字经济"一号工程"产业基础优势，推进数字升级。新冠肺炎疫情防控中采取的"隔离"、"出行管制"等多项措施，客观上催生了数字技术、数字经济发展的新场景，云经济等新商机和新模式脱颖而出，浙江数字经济发达的优势在疫情防控和复工复产中都得到了较好的体现。在线医疗、在线教育、远程办公、"宅经济"、数字文化产业等新兴产业在疫情期间得到了更快发展，数字经济"一号工程"得以深化实施，复工复产中互联网产业、人工智能、农村电商加快发展，传统产业数字化、智能化改造得到提速，再次成为浙江经济高质量发展的新力量。

三是加快数字创新迭代，更大范围释放数字生产力。浙江提出，要大力度推动平台集聚、人才集聚、政策集聚、要素集聚和体制机制创新，高起点打造面向世界、引领未来、辐射全省的创新策源地。在疫情防控过程中，浙江适时推动数字优势从数字经济扩展到数字社会、数字治理，从而引发更大范围的数字生产力变革。从"精密智控"到"整体智治"，浙江在科技战"疫"中走出了从应急创新到常态创新的新路子，为统筹推进疫情防控和经济社会发展各项工作落地落细提供了有力支撑。

四是以打造"重要窗口"为指引，推进产业更高质量发展。3月29日至4月1日，习近平总书记在浙江考察时提出浙江要"坚持稳中求进工作总基调，坚持新发展理念，坚持以'八八战略'为统领，干在实处、走在前列、勇立潮头，精准落实疫情防控和复工复产各项举措，奋力实现今年经济社会发展目标任务"。浙江复工复产提速扩面，经济社会发展加速回归高质量发展轨道，疫情防控和经济社会发展统筹推进迎来了又一个新阶段。6月，浙江省委十四届七次全体（扩大）会议进一步明确了要以建设"重要窗口"作为科学指引，为"两个高水平"建设注入新动力。全面权衡，准确识变、科学应变、主动求变，把握全球经济形势风云变幻中的难得契机，发挥浙江优势，坚定产业升级方向，跑出动力变革的加速度，迈出高质量发展的浙江新步伐。

第三节　加快疫情科研攻关和社会治理变革

坚定不移地推进"八八战略"再深化、改革开放再出发，全力打好改革落实攻坚组合拳一直是浙江统筹推进各方面事业发展的一条主线。在疫情防控总体战中，浙江既通过改革重大疫情防控救治体系、疫病预防控制体系，以科研攻关提高救治技术水平和治愈率，不断完善公共卫生应急管理体系，又加快社会治理变革，提高社会治理能力，充分发挥了改革对疫情防控和经济社会发展的积极推动作用。

一、加快推进疫情防控科研攻关和生命健康科创高地建设

新冠肺炎疫情暴发后，浙江生物安全研究领域的创新力量被迅速激发。浙江第一时间申报国家新冠肺炎实验活动资质，浙医一院、省疾控中心两家生物安全三级实验室首批成功开展新型冠状病毒研究、检测、诊断，率先分离出新型冠状病毒毒株，并及时开展抗病毒药物筛选、快速检

测试剂开发、疫苗研发等重大应急研究，这与浙江生物医药相关领域的长期积累密不可分。早在 2018 年 12 月，浙江就出台浙江科技新政 50 条，提出要加快建设以创新药物研发和精准医疗为标志的生命健康世界科技创新高地。2020 年 1 月 22 日，浙江省科技厅就紧急召集优势科研力量，启动由传染病学专家、中国工程院院士李兰娟领衔，浙江大学、浙江省疾控中心分别作为牵头单位开展的两个重大科技专项。2 月中旬前，全省就紧急启动 6 个应急科研攻关专项和 13 个基础研究专项。浙江省通过疫情应急研发倒逼科研体制改革和科技力量整合，在打赢疫情防控科技战中主动融入我省生命健康科创高地建设，大力培养大健康行业市场主体，打造全国生命健康产业高地。

二、大力推进数字化改革

浙江以"最多跑一次"改革为牵引、数字化变革为动力，加快推进数字治理改革。疫情初期重在形成"精密智控"防疫网络，大力实施"五减"共克时艰行动，以改革增强治理效能，以整体政府理念深化"一件事"改革，加快形成即时感知、科学决策、主动服务、高效运行、智能监管的新型治理形态。浙江健康码率先实现与电子健康卡和电子社保卡互联，不断加载新功能模块，扩大应用场景，使其成为一个可以常态化使用的数字治理产品。2020 年 3 月 5 日，浙江提出要打造"整体智治、唯实惟先"的现代政府，更好地统筹推进疫情防控和经济社会发展。浙江数字治理改革从应急创新逐步走向常态创新的新路子，按照"整体、智治"的理念，统筹推动数字技术应用和制度创新，提升行政质量、效率和政府公信力。强化基于数字化的智慧化治理，全方位深化政府数字化转型，使群众和企业办事从"找部门"转变为"找政府"；通过跨部门的数据共享、流程再造和业务协同，实现政府治理协同高效。

三、创新治理方式

习近平总书记浙江考察时提出，浙江要努力成为新时代全面展示中国特色社会主义制度优越性的重要窗口。2020 年 6 月 17 日至 18 日，浙江省委十四届七次全体（扩大）会议召开，审议通过《中共浙江省委关于深入学习贯彻习近平总书记考察浙江重要讲话精神，努力建设新时代全面展示中国特色社会主义制度优越性重要窗口的决议》等重要决定，明确要始终坚持高举习近平新时代中国特色社会主义思想伟大旗帜，将科学思想转化为制度优势、制度优势转化为治理效能、治理效能转化为实践成果，以"浙江之窗"展示"中国之治"，以"浙江之答"回应"时代之问"，努力建设展示推进国家治理体系和治理能力现代化、把制度优势更好转化为治理效能的重要窗口。

统筹兼顾是唯物辩证法在发展问题上的科学应用，是我们党在长期社会主义建设实践中形成的重要历史经验，是处理各方面矛盾和问题必须坚持的重大战略方针，是协调经济社会发展中重大关系的有效工作方法。浙江省委省政府充分运用这一科学思想方法和工作方法，统筹推进新冠肺炎疫情防控和经济社会发展工作，交出了一份较好的答卷。一是把正确处理"四对关系"作为统筹推进的前置条件。浙江省委省政府明确提出，必须用全面、辩证、长远的眼光看待疫情防控和经济社会发展，要统筹兼顾，不要顾此失彼。强调面对千头万绪、艰巨繁重的工作任务，只有强化工作统筹，看得远一点、想得深一层、谋得细一些，才能找好各方面的平衡点、结合点，推动各项工作有条不紊、有序高效推进。在疫情初期就提出要把握好坚持党中央集中统一领导和发挥地方积极性主动性、浙江一域防控与服务全国大局、疫情防控和患者救治、处置应急情况和维护正常生产生活秩序"四对关系"，既迅速做好防控工作，又着眼全局和长远作出科学周密部署。二是把辩证把握"六个转变"和"五个没有变"作为统筹推进的重要原则。省委省政府在疫情防控和复工复产"两手硬、两战赢"的关键阶段，科学把握我省疫情防控和复工复产的阶段性特征，一以贯之地落实好中央决策部署，及时调整防控目标和决策部署，确保各项防治措施更加科学、管控措施更加有效，努力赢得工作主动权。在具体工作中，把突出"抓防控、重治疗、保民生、促发展"与持续"稳企业、增动能、补短板、保平安"有机统一起来，坚持疫情图与复工图"两张图"相匹配，坚持政府有形之手与市场无形之手"两只手"相协调，坚持政策支撑力和精神凝聚力"两种力"相促进，确保疫情防控和经济社会发展工作做得更扎实更有效更到位。三是把"认真研究十个问题、做到十个更加"作为统筹推进的具体抓手。省委省政府强调，广大党员干部要更好掌握十个指头弹钢琴的科学方法，深入一线调查研究、密切掌握实际情况，着眼于如何圆满完成今年的目标任务，如何抓好"十三五"与"十四五"工作的衔接，抓住牵一发而动全身、落一子而全盘活的关键处和突破口，抓好两项、三项甚至多项工作，不断提高工作的前瞻性、针对性、协同性、整体性，决不能不分轻重、抓小丢大，抓枝节、丢大局，抓小势、丢大势，从而抓住了疫情防控和经济社会发展的主要矛盾，实现了两者的统筹兼顾、互促共进。

第五章

宣传引导：建好"三机制一平台"，
全力维护社会大局稳定

做好宣传教育和舆论引导工作，营造良好舆论环境，是打赢疫情防控人民战争、总体战、阻击战的重要保障。习近平总书记在 2 月 3 日中央政治局常委会会议上指出，宣传舆论工作要加大力度，"统筹网上网下、国内国际、大事小事，更好强信心、暖人心、聚民心"，更好维护社会大局稳定。浙江深入贯彻落实习近平总书记关于做好宣传舆论工作的重要论述精神，立足浙江疫情、舆情、社情相互交织的实际，作出了坚决打好舆论"主动战"的工作部署。全省宣传战线紧紧围绕省委部署要求、围绕疫情发展变化、围绕人民群众关切，把握"公开透明、回应关切、提振信心、凝聚人心"的要求，建立信息发布、热点回应、网络辟谣三项机制和联防联控成员单位宣传舆论工作协同平台"三机制一平台"工作体系，坚持真实、平实、朴实的宣传基调，以时度效为检验标尺，稳妥有序推进疫情防控宣传引导工作，为实现"两手硬、两战赢"提供强大精神力量和舆论支持。

第一节　新闻报道：做好宣传阐释，增强信心凝聚力量

浙江牢牢掌握舆论主动权，把握工作重点，创新表达方式，较好地发挥新闻报道举旗定向、增强信心、温暖人心、凝聚力量的作用，为我省"两手硬、两战赢"营造了良好舆论氛围。

一、第一时间宣传阐释习近平总书记重要讲话精神和党中央决策部署

浙江始终把深入宣传阐释习近平总书记系列重要讲话和指示批示精神作为宣传舆论工作的主线，深入宣传党中央重大决策部署和省委部署，动员全省党员干部坚定信心、鼓舞斗志，把思想和行动统一到党中央重大决策和省委部署要求上来。一是第一时间转发权威信息。组织全省各级新闻媒体和各类新媒体平台转载用好中央媒体的重要稿件，充分报道习近平总书记亲自指挥、亲自部署疫情防控工作，生动反映习近平总书记以人民为中心、把人民群众生命安全和身体健康放在第一位的为民情怀，在统筹推进疫情防控和经济社会发展的大战大考中起到举旗定向的作用。浙江新闻客户端、"天目新闻"、"中国蓝新闻"、新蓝网等省内新媒体均在第一时间转载转发新华社权威报道。二是集中版面时段深入报道。组织省级主要媒体集中版面时段资源做好宣传阐释工作。《浙江日报》用最好的版面，第一时间把习近平总书记重要讲话指示精神进行条目式梳理呈现，突出重点、列出要点，使习近平总书记重要讲话指示精神的宣传阐释更到位、更亲民、更清晰。浙江卫视推出"众志成城防控疫情"每天 6 档新闻直播，重点报道好习近平总书记重要讲话精神，并在多档直播节目中，第一时间播发权威信息。各媒体及时报道党中央国务院关于统筹疫情防控和经济社会发展等重要决策部署，引导人民群众同心协力抗击疫情。三是重要节点

加强评论引导。组织推出阐述深刻、富有洞察力的评论，及时传递权威声音，有效引导社会舆论。比如，2月1日，省委常委会召开扩大会议传达习近平总书记重要指示精神，《浙江日报》次日头版发表评论员文章《管得住是硬道理》；为贯彻落实习近平总书记"疫情防控要坚持全国一盘棋"重要指示，2月7日，《浙江日报》再推评论员文章《全国一盘棋我们共担当》。浙江卫视在报道中加强了评论力度，如针对各地多措并举帮助企业复工复产，配发短评《复工复产举措要"实"更要"快"》。这些评论从思想和理论高度进行阐述，启发和帮助干部群众掌握科学方法，及时为全省扎实统筹推进疫情防控和经济社会发展工作提供了思想引导。

二、深入宣传报道省委省政府的决策部署

习近平总书记指出：让群众更多知道党和政府正在做什么、还要做什么，对坚定全社会信心、战胜疫情至为关键。浙江认真报道好省委省政府坚决贯彻习近平总书记重要讲话精神和党中央决策部署的工作举措，既讲是什么，又讲为什么，既讲好现在做什么，又讲好下一步要做什么，让群众吃下定心丸。一是紧扣落实落地，宣传好浙江贯彻习近平总书记重要讲话精神和党中央决策的具体部署。深入宣传省委省政府坚决贯彻习近平总书记重要讲话指示精神，贯彻"坚定信心、同舟共济、科学防治、精准施策"的16字总要求，结合浙江实际作出的一系列重大决策部署。充分报道浙江干部群众统一思想、集中精力一手抓疫情防控、一手抓复工复产的生动实践。及时反映各地各部门贯彻落实党中央决策部署的举措和成效，凝聚力量、鼓舞干劲，增强战胜疫情的信心和决心。二是紧扣浙江特色，宣传好浙江防控疫情的创新做法、宝贵经验。2月9日，杭州市余杭区创新推出防疫检查专用二维码，《浙江日报》、浙江新闻客户端等及时对这一"扫一扫快速通行"的措施作了报道。浙江在疫情防控工作中推出的"健

康码"、"五色图"等做法，实践证明行之有效，凸显浙江数字化治理能力，并已推广到全国，各级各地媒体都作了客观报道。三是紧扣时间节点，报道好疫情防控的阶段性重点举措。疫情发展呈现出阶段性特点，防控措施随之不断深化和调整，宣传报道重点也根据有关工作部署作出调整，准确传达省委省政府决策部署和工作要求。同时，在《浙江日报》先后推出《在科学防治、精准施策中坚决打赢"两战"》《发动和依靠人民群众坚决打赢疫情防控阻击战》《打赢疫情防控总体战是对省域治理现代化的一次大考》《践行"四心"，打赢"两战"》《巩固成果、扩大战果，不获全胜决不轻言成功》《在应对危机中化危为机，交出"两战"高分答卷》等"沈轩"文章，为做好疫情防控工作和加快恢复经济社会秩序营造了良好氛围。

三、充分挖掘报道在磨难中成长奋进的生动故事

发挥主流媒体的主导作用，用百姓视角、群众语言讲好普通人的故事，挖掘积极因素、展示向上力量，提振信心、温暖人心、凝聚民心。一是生动讲述防疫抗疫一线的感人事迹。省市县三级媒体联动，积极抢抓温馨时刻和感人瞬间，生动讲述防疫抗疫一线的感人事迹，展现了全省人民在党的坚强领导下万众一心抗击疫情的坚强意志。2 月 1 日，《浙江日报》头版刊发稿件《隔离病区的十七"样勇"》，记录温州六院 17 名医务人员临危受命，14 天来"与世隔绝"、冲在一线的感人事迹；钱江视频策划推出《出院者说》融媒产品，记录下了出院者道出"说星星很亮的人，没有看过这些护士眼睛"、"我虽然不知道他们的名字，但是我记住了他们每个人的眼睛"的心声。该系列短视频播放量超过百万。浙江电视台民生休闲频道的《记者的隔离日记》由外地回杭后处在居家隔离观察中的频道记者制作，通过拍摄记录自己的生活，生动展现疫情之下普通家庭的真实状态，以"第一人称"的"代入感"引发受众的内心共鸣。这些新闻报道，

传递出温暖人心、鼓舞人心的正能量。二是强化宣传先进党组织和党员干部典型。聚焦全省各地基层党组织带领群众联防联控、群防群控，基层党员冲在防控前沿、党员医务工作者奋战救治一线，推出了一批反映基层党组织战斗堡垒作用和党员先锋模范作用的感人事迹和典型报道，刊发系列评论，激励各级党组织和广大党员不忘初心、牢记使命，让党旗在防控疫情斗争第一线高高飘扬。三是广泛报道科学防护知识和科研攻关成果。及时跟进报道了浙江作为全国最早分离出新冠病毒毒株的省份之一，在重组蛋白疫苗研究迈出了关键一步，首批疫苗已产生抗体，多种中药处方获药监部门批准，核酸诊断试剂盒、抗体检测试剂在欧盟完成注册备案等内容。全省广播、电视、新媒体平台全天不间断滚动推送防控信息和预防知识，及时发布最新版《新型冠状病毒感染的肺炎防控知识手册》。

四、创新新闻表现形式，推进分众化传播

根据受众新闻需求、接收方式、信息渠道的不同，浙江专门制作定制化、差异化的新闻产品，推进分众化、精准化传播，增强新闻宣传的针对性和实效性。一是推出传统媒体的疫情防控专栏专题和特刊。组织省级主要媒体集中版面时段资源，先后推出多个专栏专题，如"在磨难中成长、从磨难中奋起""党旗在防控一线飘扬""众志成城、防控疫情""最美逆行者"等，大力宣传各地各部门采取的防控举措和恢复经济社会秩序的有效做法，充分宣传医务人员、党政干部等抗疫一线工作者的先进事迹，生动展现普通群众顾全大局配合政府防控措施的实际行动，着力营造万众一心防控疫情、众志成城克服困难的舆论氛围。在我省疫情防控应急响应等级调整为二级后，《浙江日报》于3月4日推出10个版特刊《大考——浙江抗疫特别报道》，梳理了浙江抗疫决策、救治、保供等八方面重点工作，分别指向浙江实践探索的"最多跑一次"改革、大数据治理、

优质医疗资源"双下沉两提升"等治理举措。二是推出众多新媒体产品。省级主流媒体所属新媒体平台全部开设"战疫频道"，推出了一大批短视频、H5、图解、移动海报等新媒体报道及相关产品。同时，充分利用自有新媒体端口、新媒体平台和微博、抖音、快手等第三方平台，为主流媒体的优质内容资源配上互联网端的传播度和到达率，发挥服务大局、权威发布、弘扬主旋律、传播正能量的作用。如"开化5个废弃口罩换一块肥皂"等新媒体产品迅速"刷屏"，微博阅读量达3.6亿。三是形成"刷屏"视频产品。浙江卫视精心制作30分钟纪实专题片《逆行无悔》，以疫情发展和医务工作者的典型事迹为主线，展现他们精湛的医术、无畏的斗志、大爱的情怀，引发了网友们的转发和点赞。"美丽浙江"抖音号用一个个生动鲜活的短视频展现各地疫情防控与复工复产经验，讲述一线感人暖心故事，生动精彩呈现抗疫正能量。如推送的"常山25岁女护士在连续工作6小时后，斜靠门框就睡着了"短视频，感动了无数网友，播放量超过8300万次，点赞达到580万次，登上抖音热搜，并被国内数百家媒体转载，评论区15万条留言充满了对医护人员的由衷敬意和加油鼓劲的正能量。"台州危重病人好转，拔管后第一句话是'打倒病魔'"的短视频，播放量超过6800万次，点赞超40万次。

第二节　信息发布：紧扣群众关切，专家解读防控工作要点

越是危难时刻，越要求信息及时公开，发出一锤定音的强音。浙江用好新闻发布会这个权威信息传播的主渠道主平台，及时发布疫情信息、防控工作信息，普及防控知识，加强复工复产和疫情防控政策措施的宣传解读，让群众全面、真实了解信息，引导群众科学理性对待疫情，积极配

合参与防控,对释疑解惑、澄清谣言、安定人心、维护稳定发挥了积极作用。

一、坚持多层次高密度发布权威信息

浙江把公开透明地发布权威信息,及时准确回应社会关切作为避免群众恐慌、减少网络谣言、稳定社会情绪的重要途径。一是高频次组织新闻发布会。1月27日至2月23日,浙江省政府新闻办每天组织一场新闻发布会,24日起隔日举办一场发布会,从3月9日起,每周召开两到三场发布会,邀请省直有关部门和重点地市负责人,公共卫生、医疗救治、心理健康等各领域专家,奋斗在抗疫一线的基层典型以及驻企服务员、快递小哥等不同行业不同领域的代表,及时通报疫情防控有关情况,发布权威信息和有针对性的专业知识,澄清谬误,回应民生关切,生动讲述抗疫一线感人暖心故事。截至6月30日,省级层面共组织58场新闻发布活动,来自省级部门、地市、基层单位和专家等共210余人次出席,以公开透明的重大疫情处置态度向社会传递正向信息,不仅满足了群众对政府信息公开的需要,同时表明立场、引导舆论和消除社会疑虑,有效缓解社会情绪、稳定社会秩序。二是建立省市县三级联动发布机制。突出省级发布的权威性、统筹性,强化市县发布的针对性、贴近性,建立分级发布机制,形成省市县三级同频共振、多层次释放权威信息的主导格局。除省本级以外,11个地市都建立了本市的疫情新闻发布机制,常态化举办疫情防控新闻发布会。截至6月30日,全省各地召开疫情防控工作新闻发布会累计达187场,发布活动相关信息(含话题、直播、视频等)全网阅读量累计33.6亿人次,形成了多层次释放权威信息的主导格局。三是加强对各地新闻发布工作的指导。省防控领导小组舆情组专门制定下发《疫情防控新闻发布会工作提示》,成立市县发布指导专班,建立口径下达、监看研判、提示单和通报等制度，实现联动发布，及时发现问题，督促整改落实，有针对性地加强指导。截至 6 月 30 日，共向地市下发综合性《工作提示》5 次，明确新闻发布需要把握的主要问题、发布重点和发布要求，有针对性加强指导；组织专人监看发布会 187 场，会前协调指导 50 余次，会后向各市提示 82 次共 110 条改进意见，防止发生次生舆情；制定《全省疫情防控工作效果综合评估指标体系新闻发布工作评分标准》，向有关地方点对点下发新闻提示单 13 次，对各市开展评分 9 次。增强及时性、针对性、专业性，及时回应关切，有效主导舆论。

二、全链条闭环管理信息发布工作

每场新闻发布会，均按照信息发布机制流程进行运作，从信息研判、方案制定、部门答题、审批把关、新闻发布再到评估研判，进行全链条闭环管理，着力保障新闻发布质量。一是严密筛选发布选题。从群众反映的关注点、省防控领导小组会议提出的工作重点、新闻媒体的焦点和舆情热点等方面，筛选发布重点和选题。如 1 月 27 日第一场新闻发布会，前期共搜集重点问题 20 多个，最终确定了 5 个人民群众关切的问题，包括"今日浙江病例数增长较快的主要原因"、"如何全力保障全省应急防控物资供应"、"交通运输部门在防输入防扩散防输出方面做了哪些措施"。二是实施全流程导向管理。加强审核把关，把拟发布的问题提请省政府相关部门准备，经反复修改推敲后形成发布稿，经发布单位主要负责人审核同意后提交舆情组审核确定。做好协调沟通工作，组织发布人提前 45 分钟到场与媒体记者进行沟通，为发布会做积极铺垫，进行评估研判。发布会结束后立即进行效果评估，及时总结舆论反应情况，研判新的舆情热点，为下一场发布会做好准备。三是全媒体跟进营造声势。每场新闻发布会，均由浙江卫视进行电视直播，浙江在线、新蓝网和"浙江新闻""天目新闻"

"中国蓝新闻"等主要新媒体平台同步网络直播，以最直接的方式面向最广大的社会公众提供最及时的信息。各新媒体平台精剪发布会短视频，第一时间进行广泛推送。

三、紧扣群众关切创新发布形式

根据疫情形势、舆情生态不断变化，在"新、活、深"上做文章，对常态化的疫情新闻发布工作进行了适时的创新和调整。一是创新发布形式。在疫情防控的紧要关头，为最大限度地减少人员集聚，浙江省从2月6日召开的第十一场发布会开始，率先探索网络发布形式，通过记者在线提问和电视、网络同步直播方式召开新闻发布会，整体取得了很好的效果，减少交叉感染风险。3月23日，随着浙江响应级别下调至三级，发布形式及时跟进，重新调整为现场发布。二是变更发布主题。经过准确分析判断疫情形势，在省委确立"两手都要硬、两战都要赢"的战略目标之后，浙江适时将新闻发布会主题从"浙江省新冠肺炎疫情防控新闻发布会"调整为"浙江省统筹推进疫情防控和经济社会发展新闻发布会"，既传递疫情防控最新信息，又推进经济社会发展。三是邀请普通工作者作为发布人。浙江在信息发布过程中还重视倾听基层一线的声音。在第三十二场发布会中，首次以记者见面会的形式邀请了7位奋战在疫情防控一线的普通工作者线上线下分享战"疫"故事。3月19日，浙江省第三十七场疫情防控工作新闻发布会聚焦战"疫"一线的记者，组织了一场以前线记者为主角的记者见面会。会上，浙报集团"天目新闻"赴武汉特派记者王坚颖等9位一线记者，和大家分享抗疫一线的报道故事。同时，多场发布会邀请基层干部、一线工作者在医院、企业、工地等一线，远程连线回答记者提问。

浙江新闻发布充分发挥"全媒融合、多元传播"优势，取得了显著的传播效果，更好地强信心、暖人心、聚民心，有力保障了社会大局稳定。

第三节　热点回应：把握舆情特点，第一时间发出权威声音

习近平总书记在 2 月 3 日中央政治局常委会会议上指出："要加强舆情跟踪研判，主动发声、正面引导，强化融合传播和交流互动，让正能量始终充盈网络空间。"全媒体时代，舆情事件的传播力度、爆发频率、影响力都在不断提升，社会舆情热点发酵快、周期短、升温迅速。舆情热点处置不及时不妥当，不仅形象可能受到抹黑，付出的艰辛努力会被抹杀，还可能影响军心士气、影响大局稳定。浙江把做好热点舆情回应摆在工作中的重要位置，坚持把要说的和人民群众想听的结合起来，建立了问题收集、会商研判、部门回答、媒体引导的全过程热点回应机制，把握平实基调，精心设置议题，实现正面引导、精准引导、有效引导。

一、实时收集热点

浙江设置工作专班，坚持用好热点回应机制，全面收集，靠前研判，有效打通舆情热点预警与处置。联防联控各成员单位及省级新闻媒体根据各自职责，收集整理 24 小时内涉及本地本部门疫情防控工作相关社会热点关切问题。同时，实行零报告制度，各成员单位于每天中午 12 时前，将 24 小时内社会关切的热点舆情，通过协同平台通报汇总至省委宣传部工作专班。全省网信战线以网络生态"瞭望哨"工程为重要抓手，构建了一张由 35 个省直部门、11 个市、90 个县（市、区）的 200 多位专职工作力量和遍布基层上千个"哨点"组成的网络生态"瞭望哨"线下舆情预警大网。全省"哨兵、哨岗、哨所"每日动态报送属地"疫情、舆情、社情"

信息，畅通热点舆情风险的监测传递渠道，日均报送量达 1000 余条，及时为风险预警、科学决策提供重要参考。

二、及时研判回应

对群众关注的热点问题，会同有关部门拿出答问口径，及时解疑释惑、纾解焦虑、平复社会情绪。如在省委省政府针对疫情防控和复工复产采取的一系列行之有效的举措公布后，网上舆论一片点赞，出现了《浙江，你凭什么特立独行》《给浙江打满分》《如何看待浙江如此迅速地复工》等爆款原创文章。针对这一情况，研判认为这种舆论既有网民出自对浙江举措真心点赞的内容，同时也存在各种目的的"捧杀"风险，应学会甄别，不要跟风转发，更不要去自我捧高、自我表扬。浙江在线推出《钱江潮评：疫情防控切忌盲目乐观》等文章，阐明了"防控疫情，不到大获全胜的最后一刻，决不可收兵，决不可轻言放松，更不能盲目乐观"的观点，起到了以正视听的作用，赢得网民的点赞转发，有力引导网上舆论走向客观理性。针对疫情前期的"市场如何保稳定"、"儿童如何做好防范"，复工复产有序开展后"进城务工人员返程"、"企业返工"等群众关心关切的问题，省卫健委、省教育厅、省商务厅、省工商联等部门均一一作出回应，起到了稳定人心的作用。

三、媒体跟进引导

浙江充分发挥热点回应机制作用，强化融合传播和交流互动，把舆情热点引导到有利于坚决打赢"两战"的正能量轨道上来。在加强传统媒体报道的同时，着重加大对新媒体"战疫频道"的推送力度，组织浙报集团"天目新闻"短视频客户端、"浙江新闻"客户端和浙江广电集团"中国蓝新闻"客户端等第一时间开辟专栏，进行多媒体联动，集纳展示浙江省防控举措和取得成效。浙江广电集团公共新闻频道《新闻关键报告》推出《疫情之下小微企业还好吗?》述评，从西贝莜面村董事长的热点言论展开，结合在频道官方微信和微博调查问卷的网友互动，以"自救"复产为主要切入点进行解读和分析，较早地提出助力企业渡过难关的相关政策。

四、加强主动发声

着眼群众关切，加强组织策划，主动发声进行有针对性的引导，缓解被动回应的压力。如针对群众对病毒疫情的担忧和对防控知识的需求，推送《更大决心打好人民战争，力争早日拿下疫情拐点》、图文版《省长的"春节提醒"》、《大家快来看! 浙江版〈新型冠状病毒感染的肺炎预防手册〉》等文章，及时宣传好省委省政府关于疫情防控的重大决策部署，加紧普及传播科学抗疫知识。根据形势发展需要，主动撰写网评文章，引导群众增强信心、坚定信心，着力稳定公众情绪。如组织创作《找准平衡做好复工防疫的"双选题"》，引导有序复工、科学防控。组织创作《守护地球需要更多合作的阳光》《加强国际团结合作凝聚战"疫"强大合力》等网络评论文章，为全球疫情防控和国际合作营造良好舆论氛围。截至 6 月，组织全省网络媒体刊发原创稿件超 25.3 万篇，转载超 51.4 万次，总点击量超 150 亿人次；创作众多超"10 万 +"网络爆款作品，多次形成"刷屏式"传播效应。

第四节 网络辟谣：迅速反应，精准打击造谣传谣行为

在突发公共事件中，及时、精准辟谣既是舆论引导的重中之重，也是面临的巨大挑战。如果反应迟钝或信息缺位，公众的注意力便会转向信息

芜杂的自媒体或其他信息平台。"捉谣"考验的正是对信息的敏锐度和反应能力。浙江在疫情期间着力发挥网络"瞭望哨"功能，创新建立网络辟谣"六二"工作法，推出《捉谣记——浙江疫情辟谣》网络辟谣品牌，积极开展网络辟谣打谣工作，形成浙江辟谣工作闭环管理，有效遏制了舆情风险向疫情社情领域蔓延，为全省战疫大局营造了平稳可控的网上舆论氛围。

一、创建"六二"工作法

浙江由省委网信办牵头创建"依托两张网，通过两求证、实施两发布、做好两集纳、组织两推送、落实两查处"的"六二工作法"，联动各市和各有关部门，重点推进四大机制落地，为精准利落辟谣捉谣奠定制度基础。一是发现机制。依托互联网舆情动态感知系统和网络生态"瞭望哨"（即哨兵、哨岗和哨所），广泛发现各类疫情谣言信息。二是求证、查处机制。成立"捉谣记—浙江疫情辟谣工作联盟"，联动省防控工作领导小组成员单位、各市委网信办等有关单位，充分发挥部门专业指导、属地管理优势，分别对涉本行业领域和涉属地的谣言进行甄别、求证，查证属实的由职能部门依法依规查处。三是发布、集纳机制。涉事地和部门第一时间组织属地政务新媒体和网站进行权威辟谣发布。组织省级新闻媒体及所属网站、客户端等新媒体平台在显著位置统一开设《捉谣记—浙江疫情辟谣》栏目（专题），集纳各市属地辟谣平台，实时更新全省辟谣信息，进行正本清源。四是推送机制。构建省市主流网站、商业网站、"新莓圈"头部自媒体等立体传播渠道，对权威辟谣信息进行全网推送转发，构建立体网络传播格局。四大机制内含"六个二"，环环相扣，形成了辟谣工作闭环管理，全省一盘棋的工作格局，有效凝聚联防联控、人人参与的辟谣力量，为打好打赢防疫大战提供了有力网络舆论支持。

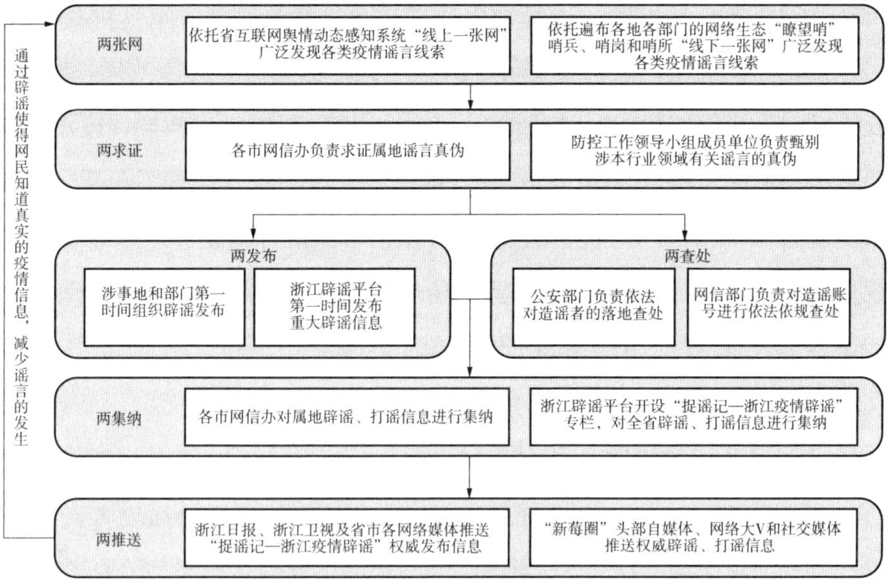
两张网
依托省互联网舆情动态感知系统“线上一张网”广泛发现各类疫情谣言线索
依托遍布各地各部门的网络生态“瞭望哨”哨兵、哨岗和哨所“线下一张网”广泛发现各类疫情谣言线索
两求证
各市网信办负责求证属地谣言真伪
防控工作领导小组成员单位负责甄别涉本行业领域有关谣言的真伪
两发布
涉事地和部门第一时间组织辟谣发布
浙江辟谣平台第一时间发布重大辟谣信息
两查处
公安部门负责依法对造谣者的落地查处
网信部门负责对造谣账号进行依法依规查处
两集纳
各市网信办对属地辟谣、打谣信息进行集纳
浙江辟谣平台开设“捉谣记—浙江疫情辟谣”专栏，对全省辟谣、打谣信息进行集纳
两推送
浙江日报、浙江卫视及省市各网络媒体推送“捉谣记—浙江疫情辟谣”权威发布信息
“新莓圈”头部自媒体、网络大V和社交媒体推送权威辟谣、打谣信息
通过辟谣使得网民知道真实的疫情信息，减少谣言的发生

图 5–1　浙江疫情辟谣工作“六二工作法”闭环流程图

二、做强“捉谣记”平台

谣言信息瞬息万变，虚假信息在网络空间分散传播，浙江从时、度、效出发，推出了一系列的“捉谣记”网络辟谣新媒体产品，与执法机关有效配合，线上主动辟谣，线下精准打击，有力震慑借疫情造谣传谣行为，为浙江打赢“两战”塑造清正的舆论环境。一是打有准备之仗。随着疫情形势的不断变化，不同阶段的网络谣言呈现不同的特点，从感染数据、传播情况、防护知识到社区管控、封城封道、民生物资再到返岗返学、境外信息等。浙江坚持走在谣言之前，根据省疫情防控工作领导小组每日例会汇总情况，对次日可能滋生的谣言风险作出预判，提前做好选题准备。同时对特别容易在网上聚集的涉及民生类的谣言信息，快速出手，迅速降温，回应关切。二是让权威信息盖过谣言。在保证时效性的前提下，“捉谣记”的辟谣产品涵盖短视频、海报、长图、H5、漫画、九宫格等多种

形式，形式多、互动强。多种新媒体产品充分凸显网味、发挥可视化优势、紧扣网民关切，进一步提升了辟谣信息的创新性和传播效果。例如，长图《一只口罩的自白》被多地中小学用于网上科学课程教学，覆盖近5万名中小学生。截至2020年6月，"捉谣记—浙江疫情辟谣"平台，共组织全省各级平台发布辟谣信息超3000条、转载辟谣信息超13000次，推出原创《捉谣日历》近50期，涵盖传染情况、防控举措、防护知识、民生服务等方面，总点击量超4.3亿人次。

三、引导"新莓圈"发力

浙江利用数字浙江建设打下的基础，在新媒体传播领域发挥固有优势，引导自媒体展现社会责任担当。疫情期间，浙江省网络文化协会挖掘"新莓圈"（浙江新媒体联盟）头部自媒体内容生产和传播优势，聚合主流媒体、商业平台等平台、渠道，围绕"捉谣记"品牌，各展所长，各显身手，通过开设专栏，互动话题、抖音发布、弹窗推荐等多种传播手段，立体打造多维传播格局，让"捉谣记"牢牢占据网民视线，切实澄清谬误，以正视听，参与微博、抖音、快手、百度、今日头条五大平台建立的"身边的战疫"话题，协同发声，形成声势。截至2020年6月底，全网话题阅读量超13.3亿次，微博讨论量超22.4万条。浙江省网络文化协会组织"新莓圈"丁香医生、年糕妈妈等头部自媒体，充分发挥专业性和粉丝流量的作用，对专业性强、医学概念深奥的谣言进行及时有效辟谣、定向传播，丁香医生、浙一、浙二、邵逸夫医院等发布《抑制并不等于预防和治疗！请勿自行服用双黄连口服液》《气溶胶比飞沫颗粒更小，省疾控专家教你怎么防》等科普类文章50多篇，篇篇阅读量10万+，总点击量超2000万人次。

谣言是群众恐慌的最大源头。相较于以往热点事件中对谣言的破解速度，浙江在本次疫情中对谣言的破除速度得到明显提升，不少谣言的存活时间不到 1 天。这得益于浙江及早构建了"见招拆招"的舆论引导辟谣机制。建立健全网络生态"瞭望哨"工作队伍，利用数字技术精准研判舆情，在互联网平台开通辟谣功能，依托大数据技术实现信息共享、快速查询。打响"捉谣记"品牌，使群众在鱼龙混杂的信息中甄别谣言、回归理性。引导媒体采取多种方式主动及时辟谣，让权威信息跑在谣言前面，有效应对疫情期间舆情领域的复杂局面，及时安抚公众恐慌情绪，遏制次生舆情蔓延。

第五节　协同平台：统筹各方力量，推进宣传舆论工作

宣传舆论工作，涉及许多领域和各个方面，必须建立和健全统一领导、相互协作的宣传工作机制，这对于打好舆论主动战具有重要意义。浙江坚持加强党对宣传工作的集中统一领导，成立了由浙江省委常委、宣传部部长为总负责人，浙江省委宣传部常务副部长、省委网信办主任为双组长的舆情组，下设综合协调组、舆情研判组、新闻发布组、媒体引导组。以联防联控成员单位宣传舆论工作协同平台为主抓手，统筹各个部门的工作资源，加强宣传系统各部门的协调配合，及时妥善处置宣传工作中的重大问题，同时加强央媒联动宣传，充分发挥县级融媒体中心优势，整合社交媒体资源，坚持公开透明与正面引导相结合，做好疫情防控宣传与统筹经济社会发展相兼顾，突出全省联动一盘棋，牢牢把握宣传基调，加强信息发布，深化典型宣传，以打好舆论主动战，既助阵疫情防控阻击战，又为经济社会发展大局稳定提供有力保障。

一、用好联防联控成员单位宣传舆论工作协同平台

浙江为切实推进部门有序联动，建立了联防联控成员单位宣传舆论工作协同平台，组建专门工作群组，组织专项业务培训，实体化运作"三项机制"。各成员单位落实具体负责人和联络员，及时进行信息通报、稿件审核、热点回应和辟谣等工作。部门协同方式有：一是定期会商研判。职能部门与新闻单位开展每日舆情会商，梳理筛选群众关注关切的热点问题，确定宣传报道和舆论引导重点，并作为次日新闻发布会的主题备选。在此基础上，为增强部门协同有效性，浙江还专门开展了宣传舆论工作业务培训。二是加强信息协同。细化流程，压实责任，明确各成员单位的舆情收集报送、信息流转接收、口径指令传达、稿件拟定审核等职责，充分发挥其在信息发布、热点回应、辟谣等方面的支撑作用。强化舆情涉及部门与新闻媒体的信息沟通，把报道指令传达到部门具体人，把问题逐一集纳推送新闻媒体，实现信息有效对接，把握舆论引导主动权。三是加强联动处置协同。建立部门舆情处置联动机制，落实各单位职责，明确工作规范，构建部门舆情处置联动格局。相关部门积极对谣言进行查证回应，网信部门依法依规查处网上制谣传谣的账号、主办单位等责任主体，公安部门负责依法落地查人，发挥震慑作用。

二、协调中央媒体加大重点报道和舆论引导支持力度

中央主要新闻媒体高度关注浙江抗疫工作，充分反映决策举措，及时释放权威信息，深度挖掘一线故事，集中报道浙江经验。2020年2月上旬和3月上旬，中央主要媒体对浙江省运用大数据等技术手段科学高效防疫精准助力有序复工、县级融媒体中心在疫情防控和复工复产中的作用发挥等方面进行了集中宣传。在浙江统筹推进疫情防控和经济社会发展工作

的过程中，央视"新闻联播"和"焦点访谈"、"新闻 1+1"等栏目多次播出浙江的专题报道和节目，介绍浙江省精密智控、企业复工复产、温州疫情防控、境外疫情输入防控等方面的做法经验；《人民日报》先后两次分别采用"浙江 2 岁小患者出院鞠躬致谢护士"和"常山县人民医院护士张琪倚门睡着"的照片，整版刊发公益广告。在新华社刊发的众多稿件中，其中一篇被 2152 家媒体采用。在微博话题"新冠肺炎患者产下男婴取名小汤圆"中，央视新闻微博报道了一名怀孕 35 周的新冠肺炎患者顺利产下取名为"小汤圆"男婴的事情，该条微博总阅读量达 2.7 亿。在艰难战"疫"的时刻，该类报道传递了新生的希望，鼓舞了胜利的信念。新华社客户端推出的《守护生命——探访浙江疫情集中收治点》展现了医护人员奋战一线的风采，呈刷屏效应。据不完全统计，中央主要媒体在报纸、广播、电视、网站、"两微一端"等平台，先后刊播涉浙疫情防控报道 2 万余条（次），为浙江战疫情谋发展营造了良好外部舆论环境。中央主要新闻媒体的客户端转发浙江辟谣信息、热点舆情回应信息，每条信息阅读量都达千万次以上。

三、发挥县级融媒体中心作用

浙江各县级融媒体中心在战"疫"期间立足本地，快速响应、整合资源、全媒联动，通过灵活多样的宣传引导、贴近群众的综合服务，打通疫情防控和复工复产宣传引导"最后一公里"，为这场人民战争总体战阻击战提供了舆论支持。一是全媒联动，当好权威发布厅。各县级融媒体中心立足党媒定位，第一时间传播党委政府权威声音，公开透明发布疫情信息和防控举措。准确传递权威声音，及时发布疫情信息，生动呈现一线故事，主动回应舆情热点，击碎谣言传播空间。比如三门县在"掌上三门"客户端开设"众志成城防控疫情"专题，每天安排 32 名记者，坚守全县疫情防控一线，进行全天候、动态化报道；首页上线"防指通知"专栏，第一时间推送防疫指挥部各项信息。二是解急救难，当好民生服务站。杭州江干区融媒体中心在疫情形势较为严峻的丁兰街道设置工作专班，第一时间在基层搜集社情民意信息，并通过主动公布街道已确诊病例的有关信息，及时回应群众关切。三是助企惠农，当好发展助推器。宁波市鄞州区"鄞响"客户端在复工之初便推出"鄞企复工权威指南"，第一时间发布全区各行业复工政策和企业复工名单，推出企业复工防疫知识指南和复工复产"怎么办"系列问答，指导企业安全有序复工。"鄞响"客户端还与鄞州区人社局合作推出"千企万岗"频道，架起个人、用工企业、人力资源机构沟通之桥。浙江的县级融媒体中心建设起步早、基础实，在此次疫情期间传播党和政府权威信息、纾解群众紧张情绪、助推经济社会有序发展，彰显出媒体融合的"新闻力量"，在疫情防控与经济社会发展"两手硬、两战赢"的实践中发挥出了权威发布主平台、信息服务主渠道、引导群众主阵地的作用。

在打好舆论主动战的大考中，浙江积累了一些经验和启示，主要有：一是坚持以人民为中心是做好宣传舆论工作的根本前提。动员人民坚定信心同舟共济，紧密团结在一起与疫情进行顽强斗争，是维护最广大人民最根本利益的必然举措，也是宣传舆论工作的神圣使命。浙江始终把坚持以人民为中心的思想落实到宣传舆论工作的各方面和全过程。全省宣传战线自启动一级响应以来，深入宣传阐释习近平总书记系列重要讲话和指示批示精神，深入宣传党中央重大决策部署和浙江省委省政府工作安排，坚定社会信心；精心组织新闻发布会，解答社会关切；及时回应热点舆情，稳定人心士气；及时澄清网络谣言，维护人民利益，为实现"两手都要硬、两战都要赢"提供了有力的舆论支持。二是建立健全工作机制是做好宣传舆论工作的有力抓手。疫情防控宣传舆论工作千头万绪，统筹部署安排宣传报道非常重要。舆情组充分发挥自身宣传专业优势和组织协调作用，建立信息发布、热点回应、网络辟谣三项机制和联防联控成员单位宣传舆论工作协同平台"三机制一平台"工作体系，制定工作流程图，明确每个环节的任务要求和时间节点，形成工作量化细化闭环管理。工作体系运行以来，各成员单位密切配合，加强协调联动，及时解决问题，稳妥有序开展宣传引导工作，有力保障了经济社会发展大局稳定。三是把握时度效是做好宣传舆论工作的基本要求。在新闻报道、信息发布、热点回应、网络辟谣等各项宣传舆论工作中，要做到合时、适度、有效。浙江以"时、度、效"要求促进宣传舆论工作，注重抢抓"时"，抢占"第一落点"，及时研判回应；注重找准"度"，在舆论引导和宣传报道上坚持真实朴实平实主基调，追求客观、正面与适度，不说过头话，及时制止过度"捧杀"现象，也主动回击"污名化"现象；注重凸显"效"，坚持效果导向，用生动事例、百姓视角、群众语言，及时传递主流权威声音，精准回应社会关心关切，引导群众增强信心、坚定信心，着力稳定公众情绪，争取起到最佳宣传效果。

第六章
强化保障：化制度优势为防控效能，
为打好"两战"提供坚强保证

疫情发生以来，习近平总书记反复强调，必须加强党中央集中统一领导，各级党委和政府要增强"四个意识"、坚定"四个自信"、做到"两个维护"，深刻认识做好新型冠状病毒感染的肺炎疫情防控的重要性和紧迫性，加强统一领导、统一指挥，坚定不移把党中央各项决策部署落到实处。浙江省委根据中央通知精神，2020年1月30日发出《关于深入贯彻落实习近平总书记重要指示精神发挥各级党组织领导核心和战斗堡垒作用为打赢疫情防控阻击战提供坚强政治保证的通知》，要求全省各级党组织和广大党员干部坚决把思想和行动统一到习近平总书记对疫情防控工作的重要讲话和指示批示精神上来，不忘初心、牢记使命，广泛发动和紧紧依靠人民群众，动员全社会的力量，众志成城、共克时艰，以"三个地"的政治担当坚决打赢疫情防控阻击战。

第一节　夯实政治保障

浙江省委把打赢疫情防控阻击战作为最重要的政治任务，把投身防控疫情第一线作为践行初心使命、体现责任担当的试金石和磨刀石，把"两手硬、两战赢"作为检验省域治理现代化实绩的一次实战，充分发挥浙江改革开放以来形成的体制机制优势，加强统一领导，周密安排部署，努力交出统筹推进疫情防控和经济社会发展的高分答卷。

一、发挥党委统一领导作用

浙江省委充分发挥统揽全局、协调各方的领导核心作用，率先成立浙江省疫情防控工作领导小组，在省委常委会领导下开展工作。切实加强对疫情防控工作的统一领导，使浙江省疫情防控组织体系高效协同、上下贯通、整体联动、快速响应，确保防控工作科学、系统、有效，确保人民群众生命安全和身体健康。在浙江省委统一领导下，各级党委、政府认真对照中央和省委决策部署，全省各级都相应成立了疫情防控工作领导小组或指挥部，确保中央和省委各项决策部署落到实处，推动各项防控措施落地见效。各地还紧密结合本地实际，分区分级全力组织防控，并与"三服务"活动结合起来，把服务精准高效地投放到防控关键处、群众急需处，构筑起合力抗疫的坚强战斗堡垒，真正把党的领导优势转化为防控优势、治理优势。

在疫情防控工作中，浙江不仅构建了"纵向到底"的五级联防联控机制和领导体系，从横向看，还积极动员起企业、学校、社会组织和志愿者等市场力量和社会力量，形成了由党委领导、政府负责、社会协同、公众参与等为一体的"横向到边""两战"治理体系。通过强化纵向体制与横向体系的有机互动，加强统筹，全面发挥集中力量办大事的制度优势，着力下好全省"两战"一盘棋。比如统筹医疗救护资源，按照"集中患者、集中专家、集中资源、集中救治"原则，最大努力减少重症和死亡病例，着力降低死亡率，提升治愈率。又如在物资保障方面，统筹做好防控救治物资和群众生活必需品保障工作，完善医疗应急物资调拨机制，加强供需综合研判，实行计划管理和统筹调配，特别是加大对重点市县的倾斜，对患者、医院、防治一线人员物资保障的倾斜，并确保老百姓日常生活物资保障。

二、发挥基层党组织战斗堡垒作用

2020 年 1 月 26 日浙江省委常委会会议后，浙江连夜发出通知，动员各级党组织和党员干部人才坚决打赢疫情防控阻击战。2 月 18 日，又发出《关于进一步发挥组织优势、全力服务保障"两手硬、两战赢"的通知》，要求各级党组织进一步发挥组织优势全力保障实现"两确保三争取"新目标。全省各级党组织用疫情防控工作成效来检验和拓展"不忘初心、牢记使命"主题教育成果，充分发挥政治引领作用，把广大群众发动起来，构筑起疫情防控的人民防线。

一是强化党建引领。各级医院党组织和援鄂医疗队临时党组织团结广大医务工作者和专业技术人员恪尽职守，全力做好医疗救护、科研攻关、基础预防等工作。农村、社区党组织落实"内防扩散、外防输出"要求，应用大数据等信息技术，加强网格化管理，严格落实人员排查和管制措施，组织实施地毯式排摸，切实做到"零死角、零盲区、零疏漏"。机关企事业党组织与属地党组织协同配合，教育引导干部职工落实防护措施，做好疫情防控工作，同时在维护稳定、保障运行、调配资源、筹措资金等方面发挥好作用。比如杭州东站枢纽党工委充分发挥同心圆党建组织优势，与辖区共建单位、枢纽全体党员干部同心合力、共克时艰、全力以赴投入疫情防控阻击战，为守好浙江"第一门户"、守护旅客健康平安艰苦奋战。又如诸暨市陶朱街道党工委利用中餐、晚餐时段完成 700 余户排摸任务，对两次上门未在、电话联系不上的住户，借助楼道电费单核查户主姓名，由公安部门提供户主联系方式，再次进行排摸，确保社区排摸无盲区。此外，各地还普遍在医疗救治队、重要路口卡点、集中观察点等建立临时党组织，以党建引领把区域治理、部门治理、行业治理、基层治理、单位治理有机结合起来，提高疫情防控的科学性、有效性。

二是强化群防群治。浙江省各级党组织，尤其是基层党组织把抗疫一线作为战斗力的试金石和磨刀石，坚决落实乡自为战、村自为战、社自为战、群防群治的要求，动员起最广泛的社会力量，发挥量大面广的网格员作用，严密排查重点人员情况，禁止举办各类聚集聚会，严格实施疑似人员及其密切接触者隔离观察，把防控措施落实到每一个镇街、每一个社区、每一个村落、每一个网格。比如义乌市按照"市级指挥、有静有动、单元阻击、五员协同"的总体思路，构建"党建＋单元"三级作战体系。其中，社区大党委作为一级作战单元，居民住宅区网格员、楼栋长、党员及在地企业负责人设为二级作战单元，将辖区居民、员工、街长分别以各楼栋、企业、街区为单位组建成三级作战单元，切实打通防疫工作的最后一米。又如桐乡市依托"网格连心、组团服务"工作机制，充分调动800多名网格长、网格员的积极性，通过微嘉园、工作群和打电话等方式强化与群众的沟通互动，积极动员网格群众上报疫情信息。

三是强化服务助防。浙江省24740个村社区的14多万名城乡社区工作者和33万网格员以及数百万志愿者，尽心竭力为广大群众服务，与广大群众一道构筑了成千上万个基层治理共同体。比如金华市组建3159支"红色代跑队"，并在网格设立服务店，通过线上点单、线下配单、义务送单，为居家留观群众采购配送生活必需品。又如宁波市北仑区新碶街道"红领之家"开通了"红领跑腿"服务，由党员、预备党员等成立15个"红领跑腿"服务志愿队，组建微信群对接隔离居民送菜、送生活用品等需求，提供暖心服务。再如嘉善县组建"红色"小分队，通过电话、视频等多种形式开展信息交流、情绪安抚，对群众进行心理疏导，创新乡音"小喇叭"，用好乡贤文艺资源，用传统宣讲唱响防疫知识，做到通俗易懂、人人知晓。

三、发挥党员干部先锋模范作用

习近平总书记强调："关键时刻冲得上去、危难关头豁得出来，才是真正的共产党人。"2020年1月26日浙江省委常委会召开会议后，浙江连夜发出通知，动员各级党组织和党员干部人才坚决打赢疫情防控阻击战，后来省委又发文通知，要求各级党政领导干部要发挥靠前指挥、率先垂范的主心骨作用，要求全省广大党员提高政治站位，自觉对标对表，主动靠前、勇于担当，做到哪里任务重、哪里有困难哪里就有党员当先锋做表率。2020年2月3日，浙江下发《进一步激励关爱基层党员干部和医务工作者在疫情防控一线担当作为的八项举措》的通知，要求采取政治激励、组织激励、工作激励、精神激励等多种形式，进一步激励关爱基层党员干部和一线医务工作者。行动是最好的回应，浙江广大党员干部人才迅速行动、冲锋在前。

基层是联防联控、群防群治的第一线，也是社会治理的第一线，浙江推动党员干部往基层一线下沉，切实做到把社会治理重心向基层下沉，把更多资源、服务、管理放到基层，补足短板、深挖优势。比如杭州市用城市基层党建引领城市治理，积极构建资源下沉基层机制，市、区两级机关部门除安排一名部门负责人和极少量工作人员在本单位上班（值班）外，其他机关党员干部由市、区两级直属机关党工委统一安排，赴基层协助做好社区、楼道卡口服务、高速出口排查防控等工作。又如宁波市抽调市直单位57.8%在编党员干部支援海曙、鄞州等5个区一线防疫，86家市直单位和国企单位的5554名党员干部与57个乡镇（街道）对接，直奔村社、卡点等，协助开展人员排查、值班巡查等工作。再如嘉兴市深入开展"网格连心、组团服务"，组织 10.3 万余名在职党员到村、社区报到，深入全市 4365 个地理信息网格、9.2 万个微网格开展疫情防控工作。

浙江根据疫情发展情况，坚持问题导向，因时因势聚焦主要矛盾，切实做到哪里矛盾问题突出，哪里群众需求迫切，哪里就能看到党员干部的身影。比如浙江农业农村系统抽调干部、专家组建 1000 余支服务队，分别联系服务 1 个村、1 个农业龙头企业和 1 个农业基地，抢抓农时及时春耕备耕，全力保生产促发展。又如在"疫情防得住、发展搞得好"新阶段，党员职工带头结束休假，加班加点投入生产，把工作组、服务队、攻坚专班等建到产业链和项目建设一线，协助企业解决复工复产难题。安吉县 43 名党员干部组成 10 个专班，分赴云贵皖三省接回企业返岗员工，同时对接开展新一轮招工引才工作。

疫情发生以来，浙江全省共发动 38.7 万名机关党员进村社和企业参与疫情防控、选派 7.6 万名驻企指导员蹲点服务，带动 14611 万名一线人员申请入党，确定入党积极分子 5327 人，发展预备党员 1256 人。同时，浙江省共计 360.8 万名党员自愿捐款，占全省党员总数的 91%，捐款总额为 4.22 亿元。可以说，在战"疫"最困难、最攻坚的时刻，各级党组织成为主心骨，各级党员干部成为群众贴心人，成为战"疫"中坚力量，给社会以信心，给群众以力量。在战"疫"过程中，浙江省委及时性表彰两批共 109 名省优秀共产党员，各地提拔重用表现突出干部 780 名，1590 名公务员优先晋升职级，6727 个集体、2.8 万名党员干部受到表扬表彰或记功奖励，6 个疫情防控表现突出先进集体受到了通报表彰，在社会上形成了良好的激励与示范作用。

第二节　凝聚社会力量

充分动员社会化组织力量参与"两战",是浙江疫情防控阻击战的一大特征。在各地党委、政府及有关部门的统一指挥和统筹协调下,基层社区、社会组织、群团组织和社会各界、企业、志愿者以及广大群众充分发挥积极性,最大程度、最大范围行动起来,汇聚成为万众一心、共渡难关的强大力量。他们有的依托社区网格化机制,发挥社区、社会组织、社会工作"三社"联动作用,组成"防疫共同体",成为硬核力量;有的发挥海外资源和渠道优势,各尽所能,利用网络平台,为疫情防控多方募集财物和防疫物品,成为疫情防控的重要力量;还有的迅速集结,组建志愿者队伍、展现"巾帼力量",充当疫情期间社会运转和家庭关系的润滑剂,成为疫情防控的有生力量。

一、筑牢疫情防控的"社区防线"

城乡社区是疫情联防联控的第一线,也是群防群治的最前沿和最核心的"小门"。社区是疫情防控最基本的作战单元。打赢"两战",最终都要落在基层社区治理上。浙江充分发挥多年来平安浙江、法治浙江建设所积累的良好基础,以基层党组织为引领,以基层治理四个平台为支撑,不断强化网格化管理,构建群防群治的严密体系,打造城乡社区治理共同体,为最终取得"两战"胜利提供了硬核力量。

通过上下联动、"人—技"互动,提升社区战"疫"能力。社区防控过程中面临许多仅仅依靠社区自身力量难以完成的重点难点问题,如大量返浙人员信息核查和居家隔离人员的监管等,需要公安、工商、交通、大数据局等相关职能部门密切配合。在这方面,浙江各地通过建立联动响应机制，实现"人—技"互动有效得到解决。浙江多年来的数字政府建设发挥了重要作用。大数据、城市大脑、基层治理"四平台"信息化系统等，以"健康码"为载体变"外防"为"内控"，建立起实时的人口、车辆和救灾物资监控平台，使社区防疫工作能够瞄准"靶心"发力。

通过人人参与、多元协同，汇聚社区战"疫"合力。社区疫情防控是一项系统工程，仅仅依靠社区工作者是不够的，必须广泛动员社会主体力量，群防群治。浙江充分发挥网格员队伍在维护社会治安、各类隐患排查、重点人员管控等方面的重要作用，同时在大量招募小区志愿者，发挥其情况熟悉、工作便利的优势，浙江全省各级人大和政协也都发出倡议，号召人大代表和政协委员广泛动员、组织、凝聚群众，立足自身岗位积极参与疫情防控工作为社区防疫物资准备、居家防疫服务和检测监控等工作提供助力、形成合力。

二、发挥社会组织重要作用

社会组织是打造共建共治共享社会治理格局的重要力量，是社会协同、公众参与社会治理的重要形式，是提高社会治理社会化、专业化水平的重要途径。社会组织的重要地位决定了在疫情防控的大战中绝不是简单的配角，而是要充分发挥重要作用的主角之一。

一是凝聚社会力量整合慈善资源。浙江慈善组织主动作为，启动"抗击新型冠状病毒肺炎"专项募捐行动，协调境外物资捐赠。截至2020年4月30日，以浙江省慈善联合总会为代表的全省社会组织累计募集捐赠资金23.09亿元，累计募集各类医用口罩2867.75万只，防护服及一次性手术衣138.66万件，防护目镜27.64万副。温州一批公益慈善组织通过市旅行社行业协会"人肉"运回在西班牙、意大利、俄罗斯、印尼等地为疫区购买的170余万只口罩、2万余把红外测温仪和数十万套防护服等大批医用物资。针对省外防治需求，浙江省社会组织综合党委积极发动下属支部与湖北地区开展应急物资需求对接，筹集捐赠善款 1500 万元和物资设备价值 800 万元。李书福基金会向陕西省捐赠了价值 478.18 万元的疫情防控物资运输车辆，并向湖北、山西、贵州等地捐赠汽车、医疗设备、防护服、隔离衣、手套、口罩、护目镜、防护面罩、消毒液、免洗洗手液等物资价值 3234 万元。

二是发挥专业优势助力疫情防控。浙江救援类社会组织在政府部门的引导下主动支援疫情防控第一线，在重点区域和道路卡点进行人员排查、防疫宣传运送防疫物资，协助有关部门接送、转运、看护隔离人员。大批社区社会组织主动参与社区巡查、站岗监督、人员排查、结对服务、劝停红白喜事及各类宴请等志愿服务。心理健康服务类社会组织，主动参与疫区人员心理解压工作；文体社会组织积极开展抗疫专题作品创作，丰富广大群众"宅家"期间的精神文化生活和体育锻炼；法律援助类社会组织，发起法律援助志愿服务行动，通过热线电话和视频进行疫情期间的法律咨询和心理疏导，解决疫情期间劳资纠纷问题。

三是发挥桥梁纽带作用做好行业服务。在做好疫情防控、有序推动复工复产阶段，浙江行业协会发挥着积极作用。一是着眼宣传引导，发挥自身平台特点，引导企业自觉落实内部疫情防控主体责任，掌握自我防范本领，比如浙江省建筑行业协会制定《建筑工程项目应对新冠肺炎疫情复工复产"100 问"》供企业参考。二是着眼急需，指导会员（企业）有序开展复工复产，特别是卫生、防疫、医疗器械、医药产业、健康服务等防控疫情急需用品，以及食品、日常生活用品等生活必需和其他国计民生急需的生产企业尽早恢复生产经营，稳定供应、畅通物流，满足疫情防控和人民群众需要。三是着眼行业自律，浙江各行业协会商会积极配合行业管理部门共同维护市场秩序和经济社会稳定。比如食品、餐饮类行业协会开展行业行为监督，要求会员企业不哄抬物价，不囤积货物，全力保障防控疫情期间群众生活不受影响。

三、发挥社会各界积极作用

疫情防控是一场全民参与的人民战争，必须尽最大可能动员起最广大人民群众的力量。浙江充分发挥群团组织的积极作用，组建志愿者队伍，充分发挥妇女群众在家庭生活和社会生活中的独特作用，同时汇聚浙商企业、百姓群众等社会各界多方力量，真正形成人人有责、人人出力、人人战"疫"的生动局面。

青年志愿者是疫情防控的生力军。新冠肺炎疫情发生后，浙江第一时间倡议动员，号召全省各级各类志愿者，投身疫情防控的人民战、总体战、阻击战。据不完全统计，全省1万多个新时代文明实践中心（站、所）、各级文明单位、各类志愿服务组织的280余万名志愿者身披红马甲、口戴防护口罩，积极有序参与疫情防控志愿服务。志愿者们积极开展社会宣传，像杭州的"武林大妈"志愿者、衢州"小锦鲤"、丽水"小园丁"等活跃在基层的志愿服务组织，运用横幅标语、方言土语，用好大喇叭、小喇叭，传递官方权威信息，引导群众不信谣、不传谣。有些文艺志愿者还用越剧、婺剧、歌曲、莲花落等群众喜闻乐见的文艺形式，普及疫情防控知识，增强群众抗疫信心。广大志愿者助力疫情的防控排查，在村庄社区、道口卡口协助基层干部做好体温测量、排查登记。杭州、宁波、湖州、舟山等地组织机关万名党员干部深入基层一线开展志愿服务活动。广大志愿者们还做好后勤保障。各地结合实际，面向一线医务人员、隔离点居民、基层工作人员，协助做好交通、餐饮等后勤保障。温州、台州等地积极发动各级文明单位、道德模范、浙江好人等先进典型，为群众排忧解难。许多地方还发挥浙江侨团侨胞的作用，积极采购防控物资、踊跃捐献。广大志愿者还参与防控应急医疗用品的生产。桐庐、海盐、金华金东区等地组织巾帼志愿者、工会志愿者帮助企业生产抗疫急需的医用口罩、防护服等用品。义乌市急武汉之所急，多方筹措，保质保量，用很短的时间为湖北武汉生产了 3 万件志愿者的服装。志愿者们还开展"心理防疫"。嘉兴、绍兴、德清等地公益组织开展心理健康类志愿服务，为患者家属、隔离点居民提供心理疏导、情感慰藉，为一线医务人员提供心理援助服务。可以说，浙江省疫情防控志愿服务工作，发动广泛、组织有力、活动精准、保障到位，为打赢疫情防控阻击战注入了暖流、贡献了力量。

浙商企业、广大群众多方位支援抗击疫情。疫情发生以来，以浙商为代表的社会各界也第一时间行动起来，不仅捐钱捐物，还利用自己的核心业务，帮助疫情地区，全省统一战线累计捐款捐物超过 32 亿元，浙商企业设立专项基金 14.57 亿元。比如阿里巴巴集团设立 10 亿元医疗物资供给专项基金，用于采购海内外医疗物资，无偿赠送给武汉各大医疗机构，同时，利用互联网平台优势，确保捐赠通道一路畅通，确保平台上口罩等物资不涨价。又如正泰集团发挥全球营销网络优势、供应链优势及世界温州人资源，在全球范围紧急采购医用防护物资逾 100 万美元，以民企的责任担当为防疫贡献力量。再如吉利控股集团，向武汉市新冠肺炎防控指挥部捐赠 50 辆 MPV 车型吉利嘉际，用于当地疫情防控部门统一交通运输调配。传化集团捐赠 3000 万元现金与物资用于疫情防控，传化智联联动传化安心驿站在全国范围内开通抗疫物资绿色物流通道，提供免费运力对接、仓储及物资中转等服务，为打赢疫情防控阻击战贡献力量。还有很多有爱心的企业，例如，九阳股份有限公司、圣奥集团、意尔康，还有盘石集团、公牛集团、太平鸟、杉杉等也纷纷捐赠。与此同时，浙江省委领导干部带头进行捐款，全省党员干部自愿捐款，群众也纷纷表达爱心，捐款捐物。

第三节　加强纪律监督

浙江以习近平总书记重要讲话和指示批示精神为根本遵循，对标对表中央纪委和省委部署要求，准确把握疫情防控阶段性特征，科学精准稳慎有效监督，强化铁一般的担当，严明铁一般的纪律，对不守纪律、不能担当的严肃问责，切实杜绝任何麻痹思想、厌战情绪、侥幸心理、松劲心态，把党员干部的精气神调动起来，做到监督工作与防控工作同步部署、同向而行、同频共振。

一、坚决扛起监督职责使命

战时状态，军令如山，严明的纪律是决策部署落地落实、扛起监督职责使命的重要保障。浙江各地始终牢牢把握疫情防控监督的"牛鼻子"，把疫情防控监督工作作为当前压倒一切的重中之重，聚焦疫情防控监督检查责任落实情况，科学精准稳慎有效履行监督执纪职能，突出政治监督，坚持问题导向、效果导向，以最严的纪律、最严的执行，把党中央和浙江省委重大决策部署抓细抓实抓落地。

突出政治监督，见事早、行动快，第一时间进入战斗状态。疫情发生以来，浙江迅速响应中央号令，下发紧急通知，制定疫情防控监督工作方案。在浙江省委统一领导下，组建 11 个巡回督导组，赋予其提出追责问责、识别调整干部建议的职责。11 个督导组仅用一天半时间就实现了对11 个市督导全覆盖，用 5 天时间实现了对 90 个县（市、区）督导全覆盖，委机关各部门和派驻机构全程跟进监督，指导市县同步建立督导机制，迅速构建起三级贯通、横向联动的监督网络。

突出问题导向，严督实导、精准有序，始终把牢监督重点。区分轻重缓急，分类处置、靶向攻坚，推动打好防控"阵地战""攻坚战"。紧盯重点地区，针对疫情初期温州等地的严峻形势，浙江省委派出工作指导组，并对3个疫情较重地区派出驻点督导组，一手抓监督，一手抓指导。抓住重点环节，压紧压实地毯式排查、网格化管理和交通卡口管控等工作的属地责任和行业监管责任，推动防控工作"严、紧、硬"。注重统筹监督，特别在浙江省疫情趋稳后，一手抓疫情防控监督，督促推动畅通省际"大门"、敞开市县"中门"，管好村（社区）"小门"。近期，根据国际疫情蔓延形势，把加强境外输入疫情防控监督作为重点，督促落实入浙人员分类排查、首站负责制、入境人员落地1小时内"网格化"管理等措施落实，推动形成从口岸到属地无缝对接、全程防控的闭环；一手抓经济社会发展政策落地监督，围绕"复工图"与"疫情图"匹配度，督促指导低风险地区企业开足马力复工复产、提高产能，推动一、二、三产全联动、人流物流资金流全贯通。

突出效果导向，因时因势、讲究策略，实现政治效果与纪法效果、社会效果有机统一。根据浙江全省疫情防控不同阶段，把握基调、注重节奏，使监督工作与疫情防控合力合拍。第一阶段，在疫情防控工作刚起步、形势非常严峻的情况下，针对部分干部思想认识不到位、行动没有跟上来的问题，从严监督执纪问责，从快查处一批典型案例并公开通报曝光，释放军令如山的强烈信号，推动防控任务以最快速度落实落细。第二阶段，突出严管与厚爱并重，推动各项疫情防控工作实起来，精准把握执纪效果，既体现监督力度又体现监督温度。温州市纪委查处乐清市副市长等3名领导干部失职问题，通过深入细致的思想政治工作，帮助其深刻反省、放下包袱、将功补过，触动其以"哪里跌倒哪里爬起"的状态始终坚守在防疫一线。第三阶段，把监督的重心转移到注重正面激励、推动问题整改上来，激励党员干部履职尽责，推动出台了激励一线人员担当作为的机制制度。温州、金华、衢州、台州、丽水等地开展了为在疫情防控中被失实信访举报干部澄清正名的工作，共澄清干部 97 名，起到了暖人心、鼓干劲的作用。

二、机动灵活做好战时巡回督导

巡回督导是浙江省委在疫情防控非常时期部署的非常任务。2020 年 2 月 1 日，省委常委会议对全省疫情防控开展巡回督导提出明确要求，省纪委省监委组建 11 个督导组开展为期 1 个月的巡回督导工作，共查访县(市、区)536 次，督导点位 4211 个，发现问题 1584 个，提出意见建议 1080 条，督促整改问题 922 个，有力推动党中央和浙江省委决策部署在各地的贯彻落实，圆满完成浙江省委赋予的战时巡回督导职责使命。

从浙江省委疫情防控巡回督导组所开展的情况来看，分类施策的科学方法是关键所在，表现在以下方面：立足"时"。紧跟形势任务变化和阶段性特征，督促压实属地责任，不断调整督导策略和重点，使督导中心与工作重心相一致、督导节奏和形势任务相匹配。在防控为主阶段，围绕"防输入""防扩散"，重点督导管控措施执行情况；在"两手抓"阶段，把督导重点及时调整到复工复产政策落地情况上，在"外防输入、内防反弹"阶段，把防境外疫情输入蔓延作为当前疫情防控的首要任务。把握"度"。根据"疫情图"，分区分级分类因地制宜，灵活运用点穴式、驻点式、滚动式、回访式等方法开展督导，做到科学、精准、稳慎。同时，切实抓好政策落实的纠偏工作，既防止层层加码、过度管控，又防止过于乐观、过度放松。注重"效"。建立督导发现问题迅速反馈、督导情况每日专报、违规违纪行为严查快处、识别干部提出调整建议等四项机制，确保监督指导成果得到及时、充分运用。

创新高效的工作方式是做好此次巡回督导工作的重要途径，概括起来有以下几点：创新建立"互联网+"督导模式。对接各类举报平台，每天筛选问题线索，由督导组带着问题督、盯着问题查。督导期间，共推送问题线索343件，查实238件，党纪政务处分30人次，其他处理64人次。灵活运用"监督四法"发现问题。开展机动式监督，自带干粮、不打招呼直插现场找问题；开展点穴式监督，事先做足功课，直奔问题，做到精准查处；开展溯源式监督，针对确诊病例倒查失职渎职问题；开展回马枪式监督，检查整改成效。统筹运用"三项机制"解决问题。创新"信访+监督"联动机制。全省纪检监察信访举报部门对涉疫信访优先受理、优先处置，24小时内录入转办给督导组，督导组24小时内实地核查。建立当场反馈机制，对能立即整改的，现场交办、当场整改；对需要研究整改的，当场交办、限期整改。如督导发现某公司800多个集装箱无法装船返回，直接影响口罩、防护服等物资生产，协调宁波、舟山两地仅过4小时就解决了问题。建立问题"直通车"机制。通过以小见大、以下看上，每日编报2期督导专报，汇总需统筹解决的共性问题直报省委，推动了企业复工承诺制、健康码全省通行制等一批制度迅速启动实施。

三、紧紧围绕群众关切和群众利益开展督导

治国有常，而利民为本。浙江省委疫情防控监督工作始终坚持以人民为中心，带着感情，紧盯民生关键处，尽心尽力帮助解决群众的实际困难。巡回督导组始终保持战时状态，始终发扬严实作风，既当宣传员，解读形势、宣讲政策、坚定信心、凝聚合力；又当督察员，细分专题，扫盲排雷，推动整改；更当服务员，点对点、一站式为企业和群众排忧解难，真正做到用自己的辛苦指数换来群众的安全指数、幸福指数。

巡回督导工作以"三个一刻"为要求：连续作战一刻不停歇。在疫情最为严重的时期，督导组同志克服心理焦虑，迎难而上，"5+2""白加黑"，

连续奋战 1 个月，每天督导点位近 160 个。联席办同志"坐镇后方"，全程做好统筹调度、综合指导和服务保障工作。解决问题一刻不耽误。建立问题反馈、限期处理和回访抽检等机制，以"当下改""回头看"相结合，持续跟踪问效，不让问题层层留转、不给漏洞持续留白，迅速打通堵点、解决痛点。严明纪律一刻不放松。始终绷紧"严格督导、严肃纪律"这根弦，严格执行中央"八项规定"及其实施细则精神和浙江省"36 条办法"等纪律要求，自备物资、自带干粮，最大限度减少对基层工作的影响。面对这一非常时期的非常任务，广大纪检监察干部带着使命、带着问题、带着服务、带着感情，以过硬本领、扎实作风和务实成效，使各地疫情防控和社会经济发展工作不断紧起来、严起来、实起来，努力在"大考"中交出纪律监督的浙江答卷。

习近平总书记强调，这次疫情防控斗争是对各地区各单位管党治党水平、领导班子和党员干部队伍建设水平实打实的考验。总的来看，在这场大战大考中，在浙江省委的统一集中领导下，浙江坚持全省一盘棋，积极发挥各级党组织战斗堡垒作用、各级党员干部先锋模范作用，紧紧依靠群众筑牢疫情防控的人民防线，做到把政治优势转化为疫情防控工作优势，也给了我们如下启示：一是强化党的全面领导，发挥最大优势。党的领导是治理体系的最大特点和最大优势，越是形势严峻复杂、任务艰巨繁重，越要把思想和行动统一到习近平总书记重要讲话和指示批示精神上来，浙江用最果断、最有力、最周密的举措应对各种挑战，充分发挥政治优势和组织优势，上下一心，迅速动员起各级党组织、各党员干部，真正做到守土有责、守土担责、守土尽责。二是以百姓心为心，走好群众路线。浙江无论是从最初"一确保、两争取"的目标到"两确保、三争取"的目标，还是从防控上的"四早"原则到体现两个"最好"的浙江版治疗方案，彰显的都是捍卫人民群众安全、健康的决心。浙江省委充分发挥密切联系群众的优势，各级党组织、党员干部发动并紧紧依靠千千万万群众"宣传员""守门员""信息员""劝阻员"夯筑起的基层防疫线，动员起包括群团、企业、社会组织等各方力量，筑起了"铜墙铁壁"的人民战线，展现了以人民为主体的硬核力量。三是以正面激励与反面鞭策相结合，发挥最大战斗力。浙江无论是从面上出台"暖心八条"关心关爱的相关政策，树立在疫情防控一线考察、识别干部的鲜明导向，还是从点上为战疫一线的工作人员制定"一对一"的个性化关爱举措，都让广大干部群众，尤其是一线的战疫人员备受鼓舞，卸下心理负担、放下心中顾虑，全力以赴投入战斗，心无旁骛与病毒较量。另外，疫情防控部署到哪里，纪律监督就跟进到哪里，以"纪律鞭策"使干部担当有为，突出问题导向、目标导向、结果导向，灵活机动采取巡回督导，从反面激励干部担当有为、主动作为，真正扛起"三个地"的政治担当。

第七章

展望：对标对表"重要窗口"，高水平推进省域治理现代化

新冠肺炎疫情，是对省域治理能力的一次深刻考验、一次全面锤炼；而在遭受疫情严重冲击的环境下，要确保高水平全面建成小康社会、开启社会主义现代化新征程，则更是对省域治理能力的一次空前挑战。这就要求我们紧紧围绕"努力成为新时代全面展示中国特色社会主义制度优越性的重要窗口"的新目标新定位，当好"红色根脉"传承人、守护者，争创社会主义现代化先行省，以"八八战略"为统领，以数字化改革为牵引，协同推进系统治理、依法治理、综合治理、源头治理，高水平推进省域治理现代化，努力建设展示推进国家治理体系和治理能力现代化、把制度优势更好转化为治理效能的重要窗口。

一、清醒认识疫情应对中暴露出来的治理短板

诚然，浙江在这场战"疫"中的表现可圈可点、成绩斐然，但在应对这场史无前例的突发公共卫生事件中所暴露出来的短板和问题，必须引起我们高度重视并认真加以改进。而清醒地认识省域治理体系中的短板和问题并予以解决才是这场"磨难"的最大价值之所在。正如习近平总书记所言："这次新冠肺炎疫情防控，是对治理体系和治理能力的一次大考，既

有经验，也有教训。要放眼长远，总结经验教训，加快补齐治理体系的短板和弱项，为保障人民生命安全和身体健康筑牢制度防线。"

1. 重大突发公共事件应急能力的短板

这次疫情，浙江率先启动重大公共突发卫生事件一级响应，以最严措施遏制住了疫情的扩散蔓延。但就总体而言，各级政府的重大突发公共事件应急能力，与有效应对复杂多变的公共卫生安全形势的要求不相适应，与全面建成小康社会和促进经济社会高质量发展目标任务要求不相适应，与最大限度保障人民群众生命安全和身体健康的要求不相适应。① 在实际应对危机过程中，各级政府不同程度地存在重大疫情风险防控应急体系不完善、应急预案更新不及时，重大疫情防控应急处理工作机制不健全、应急医疗体系建设滞后，重大突发公共事件的应对处理能力还有薄弱环节，部分领导干部应急统筹指挥能力不强等问题。具体表现在：一是应急物资特别是医疗物资综合协调和保障能力不足。例如，疫情发生以来很长一段时期，前线医护人员口罩和防护设备短缺，普通消费者"一罩难求"。以2020 年 2 月 4 日的供需测算为例，浙江全省医用外科口罩和普通外科口罩需求量分别为 1019529 只、810000 只，而实际满足率分别仅为 19.6% 和 13.6%。二是应急信息发布机制不够完善。新冠肺炎疫情出现后，一些地方和部门对疫情的把握以及信息的发布不够及时。大多数民众在家自我隔离，不可避免地会产生社会焦虑。疫情期间社交网络 90% 左右传递的信息都与抗击新冠肺炎疫情有关，网络上来自于专家的、民间的关于口罩如何使用、病毒传播路径、乘电梯怎样避免被传染等各类信息，存在良莠不齐、来源渠道复杂，权威性有待验证的问题。三是应急决策的科学化精

---

① 中共国家卫生健康委员会党组：《完善重大疫情防控体制机制　健全国家公共卫生应急管理体系》，《求是》2020 年第 5 期。

准化水平有待提高。部分市、县（市、区）在对疫情形势缺乏深入分析、科学研判的基础上，仓促调整管控措施，造成了负面影响，影响了政府的公信力。如个别地方疫情防控指挥部发布通告明确，各企事业单位、楼宇、景区、宾馆、商场、地铁、公交、出租车等公共场所和交通工具，取消"测温＋亮码"等管控措施，5 天后又下发通知，要求地铁、公交、出租车、网约车等交通工具要继续亮码乘车，政府机关、楼宇、商场、景区、博物馆、图书馆等公共场所和医院、学校、养老院等重点场所要继续实行亮码进入。如此"朝令夕改"的政策调整，影响了防疫政策的执行效力和政府的公信力。

2.疫情防控法治化水平的短板

习近平总书记指出："疫情防控越是到最吃劲的时候，越要坚持依法防控，在法治轨道上统筹推进各项防控工作，保障疫情防控工作顺利开展。"疫情应对期间，在立法、执法等各环节均有不少待改进的空间。从立法看，相关法律法规许可的应急措施客观上存在不救急、不完全管用的问题，而"战时状态"等在实际上管用的措施在理论上和法律上还"储备"不足。如浙江省突发公共卫生事件应急响应缺乏明确的法律规范。根据2006 年《浙江省突发公共卫生事件应急预案》，按照突发公共卫生事件性质、危害程度、涉及范围，突发公共卫生事件划分为特别重大（Ⅰ）、重大（Ⅱ）、较大（Ⅲ）和一般（Ⅳ）四级，但并没有对不同应急响应等级下所采取的措施作出明确的规定。同一响应措施，如停工停课停业，Ⅰ级响应状态下可以采取，Ⅱ级响应状态下也可以采取，既可以在全省范围内实施，也可以在局部地区实施。法律规定的不明确使得各级政府在应急响应等级调整和行政管理过程中缺乏法律依据，导致各地行政行为存在一定随意性。各地在应急响应等级调整中缺乏全省"一盘棋"意识，比如个别市在全省尚处于Ⅰ级应急响应状态下，将下辖部分县、市、区新冠肺炎疫情防控应急响应级别调整为Ⅱ级应急响应。在执法方面，执法人员发自内心地认同法律、信赖法律、遵守和捍卫法律的法治思维尚未普遍形成，还没有完全养成办事依法、遇事找法、解决问题用法、化解矛盾靠法的行为意识。少数地方也出现了过度执法、简单粗暴的行为。如某县公安部门将疫情期间聚众赌博的人员，在本地电视新闻中曝光亮相要求公开道歉；少数社区对居家隔离的人员实行强制封门等简单粗暴措施；少数基层政府随意设置卡口，甚至挖断通行道路，一些社区禁止租户入住，个别政府工作人员泄露确诊病例的个人隐私等，严重侵犯了公民合法权益。这在一定程度上折射出治理实践中客观存在的法治观念淡薄、法律制度不完善、法律法规难执行、执法协作机制欠缺、执法监督不力等现实问题。

　　3.公共卫生服务体系的短板

　　公共卫生事关人民健康和公共安全，是民生问题更是社会政治问题。长期以来，相比于医疗机构发展，公共卫生在资源统筹、体系建设、条件保障等方面严重不足，导致无法有效识别和应对重大突发传染病。在现有体制下，疾控中心只有建议权没有决策权，往往导致疫情报告和决策过程延迟，而且医防分离的体制，使得疾控部门与医疗机构缺乏高效协同。各地传染病救治条件更新滞后、装备水平不高、技术力量薄弱，多数地市医院传染病科医护人员严重缺乏，包括传染病呼吸科与传染病重症医学科医护人员在内的传染病科医护人员储备普遍不足，难以应对大规模突发的传染病疫情。据国家发改委课题组队北京抗击非典和武汉抗击新冠疫情表现的测算，城市传染病医院按照2—5床/万人的标准设置才能满足抗击重大疫情需要。而以杭州为例，2019年末常住人口1036万，但全市仅有西溪医院1家市属传染病定点医院，全院核定床位（含二期规划）1100张，约合仅1.06床/万人。省内三甲医院分布过度集中，普通医院防治条件缺乏，既没有条件进行危险病原体的检测研究，病房也不符合传染病防控要求，容易导致医务人员职业暴露，影响对病人的隔离、收治、转移。医护人员供给短缺且分布不均衡，医生和护理人员比例约为 1∶0.8，远低于国际上的 1∶4—1∶5。公共卫生人才缺乏，现有大专院校设有公共卫生专业的比例很低，大多数公共卫生学院更重视慢性病防治，对传染病的基础性研究重视不够。农村公共卫生服务专业人员严重不足，镇中心卫生院和村卫生室作为一线公共卫生安全的关键端口，也因为长期投入建设的不足，而实际上无法有效发挥维护农村公共卫生安全的作用。同时，在抗击新冠肺炎疫情中，各地发挥一线战斗堡垒作用的定点医院几乎全部由公立医院构成，暴露出民营医院发展不充分、缺乏社会公益性、服务性等问题。

4.政府治理高效协同的短板

在突发公共事件处置中，多元主体间的协调、配合程度决定了治理的最终成效，尤其是面对危机，各级政府和部门必须各司其职、整体协同、令行禁止。在这次新冠疫情应对中，浙江省委省政府率先启动重大公共突发卫生事件一级响应，并提出"一确保、两争取"目标要求，部署实施"五个更加""十个最"工作举措。但各级政府在落实一级响应的速度和力度上松紧不一，个别地方在疫情防控初期思想上重视不够，管控措施不严，管控力明显弱于传播力，致使疫情快速扩散，感染人数大幅攀升，对全省的疫情防控带来了较大的消极影响。以 2020 年 2 月 8 日各设区市疫情防控管控力指数综合得分为例，最高市的得分为 80.23，而最低的市仅为 47.57，相差甚大。又如疫情暴发初期，各地基本医用耗材和防护物资严重短缺，相关部门缺乏统筹协调，浙江省内多家医疗机构无奈向社会公开呼吁捐赠。为应付疫情期间广大民众对口罩的需求，消除恐慌心理，有些地方匆忙出台口罩投放方案，反而造成了全省范围内口罩配置的无序。社会捐赠缺乏必要的统筹，区域间受捐数量极不平衡，未能实现全省范围内的有效配置。还有，在疫情进入相对平稳阶段，部分地区在防控过程中无理由擅自升级管控措施，甚至采用极端化管理手段，各地的政策不一致、不协调直接造成了较为严重的"区域分割"，呈现出"地方保护主义"色彩。有的地方为了避免因为疫情被问责而自行对防控层层加码，导致区域间防控工作的分割，不仅造成群众生活不便，还出现应急物流不畅问题。为此，浙江省政府于 2020 年 2 月 9 日迅速出台 2 号责任令来予以纠偏，要求各级政府统筹把握好疫情防控与民生保障、复工复产的关系，突出重点人员、重点场所、重点区域实行分级分类管控。

5. 公民素养与社会文明的短板

防疫是对公民素养和社会文明的一次检验。在艰巨的防疫战中，公民的责任感和行为的规范性至关重要。一个个体的任意和任性，带来的恶果却要让全社会共同承受。可以说，一个地方的整体公民素养，在很大程度上决定着一个地方防疫成效。这次疫情，一方面凸显部分人滥食野味的陋习和畸形消费观，反映出法治、执法、监管、生态文明理念等方面存在的不足。如绍兴上虞区一男子疫情防控期间非法猎捕野猪，获刑 6 个月。另一方面凸显部分人规则意识和法律意识的欠缺。有人不配合防控措施，不戴口罩强行入商场，不但不听劝阻，还辱骂踢打疫情防控人员；有人不主动申报登记相关健康信息；有人明明去过疫情发生地却故意隐瞒行程，导致密切接触人员的大规模隔离和他人被感染。如玉环市首例确诊病例——城关中心菜市场经营户章某某，于春节期间多次往返乐清，在街道、社区、菜市场工作人员防疫排查和医院就诊期间，多次故意隐瞒行程，与不特定人员产生接触，致使数百位密切接触者被隔离。有的甚至制造和贩卖假口罩，出现多起过期、"三无"、假冒伪劣产品流入市场的情况，个别商家也趁机哄抬价格等。从 2020 年 1 月 21 日至 3 月 10 日，浙江省市场监管部门共查获问题口罩 727.3 万只，查获其他问题防护用品 6681 件，立案 1139 件。

6."两手硬"的统筹兼顾能力短板

新冠疫情防控既是阻击战，又是总体战。习近平总书记强调，要统筹推进疫情防控和经济社会发展工作，加快建立同疫情防控相适应的经济社会运行秩序。浙江省委明确提出，要更大力度更加精准做到"两手都要硬、两战都要赢"。但在实际落实中，也暴露出部分地方统筹兼顾能力不足的短板。一些地方在某个时期内分区分类管控落实不到位，过分强调管控，忽视正常生产生活秩序恢复。部分低风险县（市、区）其人流物流商流指数与疫情形势不匹配，甚至一些无确诊病例的县（市、区）的人流物流商流指数在全省排名明显靠后。据阿里巴巴 2020 年 2 月 10 日的相关分析，浙江、广东两省疫情形势基本相当，但浙江省主要城市的物流发货恢复率、揽收恢复率远低于广东，物流链诸多环节尚未打通；浙江电商在阿里平台上的日揽收货物仅 53.4 万件，不到正常时的 3%；而同日广东电商日揽收货物已达 813 件，已恢复至正常时的 45%。截至 2020 年 2 月 10 日，丹鸟（阿里旗下公司）在浙江省内被关停的站点占全国总数的 45%，其中台州、温州的站点全部被关停，湖州、金华、嘉兴约 70% 被关停。又例如，根据 2020 年 2 月 12 日相关分析，宁波舟山港码头作业区已全部复工、集装箱堆场复工 39%，而集卡物流企业仅复工 0.3%、集卡车司机仅返岗 2.6%，成为打通外贸集装箱物流的肠梗阻，造成宁波舟山港集装箱积压严重。

二、着力补齐短板，完善省域治理体系

恩格斯说过："没有哪一次巨大的历史灾难不是以历史的进步为补偿的。"现代化进程中的阵痛必将伴随着国家成长和社会进步。新冠肺炎疫情无疑给经济社会发展和治理体系带来严峻挑战。但越是在这个时候，越

要用全面、辩证、长远的眼光看待发展态势和治理体系。习近平总书记在浙江考察时强调："危和机总是同生并存的，克服了危即是机""准确识变、科学应变、主动求变，善于从眼前的危机、眼前的困难中捕捉和创造机遇"。因此，我们要以更大力度的深化改革和制度创新对冲疫情影响，通过改革破解发展难题、增创制度优势、提升治理效能、打造硬核成果，发挥"最多跑一次"的集成优势，通过推动国家治理总体部署与省域治理实践创新更好结合，模范践行中国特色社会主义制度，在疫情大考中把制度优势转化为强大的治理效能，努力打造中国特色社会主义省域治理的范例。

1. 增强党委总揽全局的政治治理能力

越是急难险重的时刻，越需要党的坚强领导，越需要发挥党总揽全局、协调各方的领导核心作用。从治理主体看，党的领导在省域治理中居于统摄性地位。推进省域治理现代化最根本的是健全党的领导制度体系。在中华民族伟大复兴的关键节点和"两个一百年"的历史交汇期，各种风险和挑战前所未有，必须始终把坚持和加强党的领导作为防范化解重大风险的根本保证。各级党委必须要以党的政治建设为统领，压紧压实管党治党政治责任，严明政治纪律和政治规矩，严格落实民主集中制，健全党委议事决策等工作制度，加强重大决策的调查研究、科学论证、风险评估，提高把方向、谋大局、定政策、促改革的能力。加强党的基层组织建设，推动党的组织体系与治理体系有机衔接，确保党的领导上下贯通、执行有力。切实提高党对省域治理各领域各方面各环节的全面领导，更好发挥党总揽全局、协调各方的领导核心作用，确保党中央决策部署在浙江令行禁止、一贯到底。推动全面从严治党走向纵深，以打造政治清明、政府清廉、干部清正、社会清朗的清廉浙江的具体实践，生动展现中国共产党始终走在时代前列、始终同人民群众保持血肉联系的良好形象。

2. 增强多目标优化的综合治理能力

党的十八大首次提出经济建设、政治建设、文化建设、社会建设、生态文明建设的"五位一体"总体布局，党的十八届三中全会首次提出政府的职能是：宏观调控、公共服务、市场监督、社会管理、环境保护。这就意味着现代政府面对的治理任务绝不是单一的，而是多维目标的综合集成。即使是在前所未有的疫情大考面前，也要在抓住重点的同时实现多目标的平衡。习近平总书记在全力指挥疫情防控战役的同时，根据疫情防控形势积极向好的态势正在拓展的时机，提出一手抓疫情防控工作，一手抓统筹推进经济社会发展各项工作。强调要把党中央决策部署的经济社会发展各项工作都抓好，完成预定的经济社会发展任务"不能有缓一缓、等一等的思想"。强调要准确分析把握疫情和经济社会发展形势，紧紧抓住主要矛盾和矛盾的主要方面，确保打赢疫情防控的人民战争、总体战、阻击战，努力实现决胜全面建成小康社会、决战脱贫攻坚目标任务。因此，省域治理现代化是一个多目标优化的过程，必须提高各级党委政府统筹协调和整体治理能力，以更成熟的制度体系，以更高的制度建设整体水平，以更强的制度综合竞争力，协调推进政治治理、经济治理、社会治理、文化治理和生态治理，充分彰显中国特色社会主义制度的科学性、完备性、有效性。

3. 增强依法履职的法治治理能力

法治是我们党治国理政的基本方式，也是应对重大突发公共卫生事件的有力武器。[①] 面对疫情防控等复杂问题，只有提升治理的法治化水平，才能有效将各种治理难题转化为立法执法司法问题，更好实现政府调控机

---

① 中央全面依法治国委员会办公室：《为赢得疫情防控胜利提供法治保障和服务》，《求是》2020 年第 5 期。

制与社会协调机制互联、政府行政功能与社会自治功能互补、政府管理力量与社会调节力量互动，推进治理精细化、规范化，实现社会稳定有序。因此，省域治理现代化必须坚持党的领导、人民当家作主、依法治国有机统一，进一步确立"法律至上"理念，在更高层次推进浙江经济、政治、文化、社会、生态的法治化，坚持运用法治思维和法治方式开展工作，加强地方法制建设，逐步形成比较完备的法律体系，在处置重大突发事件中推进法治政府建设，提高依法执政、依法行政水平，全面规范政府行为，实现权力和责任的统一，依法做到执法有保障、有权必有责、用权受监督、违法受追究、侵权须赔偿，加快实现省域治理的制度化、程序化、规范化、法治化，努力使法治真正成为浙江核心竞争力的重要组成部分。

4.增强创新迭代的数字治理能力

数字技术的迅猛发展，深刻影响了人类的生产生活方式。大数据正加速一切社会关系的足迹集合，并通过拓展平台功能、优化服务体验、创新应用模式，逐步解决社会治理过程中的信息不对称、行动反应迟缓、治理效能低下等问题。党的十九届四中全会《决定》在"优化政府职责体系"中，明确提出要"建立健全运用互联网、大数据、人工智能等技术手段进行行政管理的制度规则"。浙江省在数字化上的先发优势，在这次抗疫战斗中得到了充分发挥，使我们得以精密智控疫情，努力实现"智网恢恢、疏而不漏"。经此一役，我们应该认识到，数字化治理不仅是一种趋势，更是提高行政效能、方便民众生活的现实需要。因此，要发挥数据在推进省域治理体系和治理能力现代化中的重要作用，更好运用云计算、大数据、物联网、人工智能等数字技术，坚持人民群众需求和问题导向，以政府数字化转型为先导，大力推广应用城市大脑，推进数据归集共享与开放应用，逐步形成基于系统治理、依法治理、综合治理、源头治理的数字化转型框架，打造以数据驱动、平台应用、人机协同为主要特征的省域治理现代化新模式。

5. 增强社会参与的协同治理能力

社会治理归根到底是为公众服务的，对于"服务什么、如何服务"，公众最熟知、最有发言权。唯有广泛发动公众力量参与社会治理，才能取得良好的治理成效。特别是在处置突发性公共事件、维护社会公共安全的过程中，公众参与具有无可替代的基础性作用。面对疫情，习近平总书记明确指出："打赢疫情防控这场人民战争，必须紧紧依靠人民群众。"这次疫情防控在党中央和国务院统一部署下，全社会动员能力短时间内充分释放，中央和地方、政府和社会、灾区和非灾区紧急动员，迅速形成"上下贯通、军地协调、全民动员、区域协作"的疫情防控格局，彰显了国家体制的优越性。推进省域治理现代化，必须打破党委政府单一主体大包大揽的治理模式，坚持共建共治共享，把专项治理和系统治理、综合治理、依法治理、源头治理结合起来，积极培育和发展社会组织，扩大公民有序参与，完善党委领导、政府负责、民主协商、社会协同、公众参与、法治保障、科技支撑的社会治理体系，形成省市县乡村一体、部门间协作、政银企社联动的多元治理主体协同的局面，加快建设社会治理共同体，打造浙江特色社会治理现代化模式，建设更高质量、更高水平的平安浙江。

6. 增强统一高效的应急治理能力

当前，我们身处在一个传统安全与非传统安全问题相互交织的时代，包括重大传染性疾病在内的各种非传统安全问题对一国或地区的治理能力构成日益严峻的挑战。党的十九届四中全会决定提出，要构建统一指挥、专常兼备、反应灵敏、上下联动的应急管理体制，优化国家应急管理能力体系建设，提高防灾减灾救灾能力。习近平总书记在浙江考察时强调："要立足当前、着眼长远，加强战略谋划和前瞻布局，坚持平战结合，完善重大疫情防控体制机制，健全公共卫生应急管理体系，推动工作力量向一线下沉。"因此，推进省域治理现代化必须加强重大突发公共事件应急治理能力建设，健全和优化平战结合的联防联控机制、上下联动的应急应对工作机制，将地方党委政府的治理优势和国家专业部门的技术优势更好地结合起来，做到指令清晰、系统有序、条块畅达、执行有力，精准解决疫情第一线问题。加强针对管理人员、专业人员和社会公众的危机事件应对培训和演练，健全防治结合、联防联控、群防群治工作机制，推动应急处置和服务重心向基层下移，把更多资源、服务下沉到基层。优化整合各类社会资源，从事前、事中、事后的整体进程进行防范，从源头、传导、转化等关键环节进行化解，形成互信、互助、共担的防控链，提高风险防范化解的前瞻性、系统性、协同性。

三、加快从"事"向"制度""治理""智慧"转变，高水平推进省域治理现代化

浙江省委十四届八次全会提出要忠实践行"八八战略"、奋力打造"重要窗口"，争创社会主义现代化先行省的目标任务，并提出了当前必须抓牢抓实的"十三项战略抓手"，其中之一就是以数字化改革撬动各领域各方面改革。健全的制度体系、卓越的治理能力不是自然而然产生的，而是经过无数风险磨难、严峻考验后形成并发展的。"两手都要硬，两战都要赢"，既是对省域治理现代化实绩的一场测试检验、对推进省域治理现代化进程的一次实战锤炼，也是自觉践行习近平总书记赋予浙江的新目标新定位的必然要求。因此，我们要通过这次大考，对省域治理体系和治理能力进行检视、修复和提升，抓紧补短板、堵漏洞、强弱项，以数字化改革为牵引，全面深化数字浙江建设，数字赋能治理方式优化，数字赋能治理体制完善，数字赋能治理能力提升，下好数字化改革这步先手棋，持续撬动各领域各方面改革，努力实现省域治理科学化、精准化、协同化、高效化。

1.加大重大突发公共事件法治化规范化治理能力建设

此次疫情发生后，浙江省为确保依法防控、依法治理，结合防控实际情况完善了相关地方性法律法规。如2020年2月7日，浙江省人民代表大会常务委员会通过了《关于依法全力做好当前新型冠状病毒感染肺炎疫情防控工作的决定》，为各级政府实施应急管理举措提供了法律依据。但总体而言，疫情防控中的法治化规范化不足问题较为突出。为此，一方面，要全面梳理相关法律法规和政策文件，全面加强和完善公共卫生领域相关法律法规建设，构建系统完备、科学规范、运行有效的疫情防控法律和制度体系，特别是传染病防治、野生动物保护法、动物防疫法、突发公共卫生事件应急条例等地方性法律法规，形成完备的疫情防控法律制度全链条。当前，要抓紧修订《浙江省突发公共事件总体预案》和《浙江省突发公共卫生事件应急预案》，明确应急响应条件、程序和举措。抓紧修订公共卫生管理相关地方性法规，构建体系完备、相互衔接、运行高效的公共卫生制度体系。健全突发急性传染病大流行应对预案体系，提高预案的针对性、可操作性，完善应急物资储备与保障、生产生活生命线保障、科研攻关等关键点专项子预案。[1]普及突发公共事件和传染病防治法律法规，提高全民知法、懂法、守法、护法、用法意识和公共卫生风险防控意识，引导公民积极履行疫情防控各项义务。将各类风险教育纳入必备的职业教育内容，包括风险识别、风险预警、风险处置原则、风险处理程序、各类风险的不同特征及处理技术等。另一方面，要完善重大突发公共事件的治理结构。重大突发公共事件应急管理是一个复杂的系统工程，包含预防、

---

[1]　中央全面依法治国委员会办公室：《为赢得疫情防控胜利提供法治保障和服务》，《求是》2020年第5期。

问题识别和风险判断、决策、执行、绩效评估和方案优化等诸多环节，特别需要建立责任清晰的治理结构，形成集中统一高效的领导指挥体系。完善重大突发公共事件应急治理结构，关键在于按照权、责、能对等原则，清楚界定各级政府及其部门的法定责任和权力边界。其中，县级以上各级人民政府应承担突发公共事件中属地管理的主体责任，也应明确享有法律赋予的决策权限。界定责任主体是应对可能引发重大风险的公共治理中的关键一步，应急治理中责任主体的界定可以避免参与者无所适从，或是由于担心承担责任而互相推诿，无法甚至不愿及时做出决策的现象。

2. 全方位深化省域治理的数字化转型

习近平总书记在浙江考察时强调："运用大数据、云计算、区块链、人工智能等前沿技术推动城市管理手段、管理模式、管理理念创新，从数字化到智能化再到智慧化，让城市更聪明一些、更智慧一些，是推动城市治理体系和治理能力现代化的必由之路，前景广阔。"浙江省委十四届八次全会决定指出，数字化改革，是运用数字化技术、数字化思维、数字化认知，对省域治理的体制机制、组织架构、方式流程、手段工具进行全方位、系统性重塑的过程，是高效构建治理新平台、新机制、新模式的过程。浙江是数字经济大省，要以此次疫情防控为契机，在新的更高起点上积极探索将"最多跑一次"理念运用到省域治理全领域全过程，对政府履职方式方法进行系统性数字化重塑，推进经济调节数字化、市场监管数字化、公共服务数字化、社会治理和风险防控数字化、环境保护和治理数字化，以"智治"促进省域治理现代化。一是以数字技术为支撑构建省域治理的系统性框架。聚焦未来数字化转型趋势，从若干关联性数据中构建适应地方治理的逻辑架构，推动省、市层面下放权限，做好部门业务联动与统筹协调，着力在信息共享机制和治理变革模式上创新突破，为实现省域治理数据贯通提供技术支撑。借鉴"健康码"数字化产品的理念，积极研发面向企业和群众的公共服务数字化产品，为打造"掌上办事之省""掌上办公之省"奠定更加坚实的数字服务支撑。二是促进各部门各领域之间数据贯通与集成。坚持"上下联动、逐级打通"的原则，新建类数据库，确保实时汇聚和传输各部门的各类信息资源，探索打造省域治理"数据池"，建立省域治理"数字驾驶舱"，实现基层治理、市场监管、综合执法、便民服务等数据有效对接，从而提升综合分析研判能力和决策有效性、精准性。三是充分利用数据溯源做好省域治理风险的有效防范。从源头治理角度看，必须坚持以防范化解风险为着力点，从风险源头着力强化防控机制，增强治理的可预见性。这就需要基于历史数据的精准预测，同时做好数据溯源工作，推动社会治理从事后应对向事前防范转变。建立完善的风险源头应急防控机制，探索打造面向未来的数字化社会应急管理平台，纳入更多风险预防、监测预警、应急处置救援、综合物资保障等功能，以可信的溯源构建可靠的数据"中台"，以可靠的数据"中台"构建可控的应急指挥"中枢"。此外，随着信息数据在更广范围的开放共享，还要做好数据自身的安全风险评估，对高安全等级的数据进行必要的技术隔离。

3. 加快推进公共卫生治理现代化

从 2003 年的非典疫情到 17 年后的新冠肺炎疫情，都让整个人类社会付出了巨大代价，一些"神秘"的病毒，未来还有可能来袭。各级政府和社会民众不管是现在还是未来都不能抱有任何侥幸心理，"防患于未然"不是一句口号，而是需要建立具体完备的应急防范体系与公共卫生服务体系。一是完善城乡公共卫生服务体系。以疫情防治为切入点，做好城市社区环境优化和乡村人居环境整治工作，加快补齐公共卫生短板。加强城乡医疗卫生服务体系建设，完善公共卫生医疗服务资源区域布局，建立传染病救治区域医疗中心，健全省、市、县的一体化医疗服务体系，推动新增医疗资源重点向农村倾斜，完善基层全科医生服务机制。大力培养公共卫生人才，依托疾控中心、医院、高校等整合组建专业化疾病防控队伍。二是完善突发公共卫生事件应急管理体系。把应对突发公共卫生事件与应对自然灾害、应对事故灾难、安全生产等工作统一纳入全省大应急管理体系，构建统一指挥、协同配合、上下联动、广泛参与的工作格局。充分发挥应急管理部门的综合优势和职能部门的专业优势，推进疫情防控"一件事"标准化建设，明确各部门职责分工，完善业务流程和行动指南。健全社会力量参与机制，大力发展公益慈善类社会组织，整合社会志愿者服务力量，形成应对突发公共卫生事件的工作合力。三是完善医疗服务体系。推动国家区域医疗中心建设，加快打造医学高峰。加强分级诊疗等制度建设，加快推进城市医疗集团和县域医共体网格化布局建设，推动医联体内落实"总额付费、结余留用、合理超支分担"的政策，引导医联体内形成顺畅的转诊机制，推动公共卫生服务与医疗服务高效协同、无缝衔接，建立健全分级、分层、分流的传染病等重大疫情救治机制。四是完善基层医疗卫生机构运行机制。健全基层医疗卫生服务体系，加强基础设施建设和物资配备，加强基层医疗卫生队伍建设，推动基层医疗卫生机构加快建立"公益一类保障与公益二类激励相结合"的运行新机制，在提供基本医疗服务方面发挥更大作用。①

4.着力健全基层社会治理体系

基层是省域治理的根基，是制度执行的"最后一公里"。现代意义上的基层社会治理本质上是多元主体协同参与的"共治"，是党委、政府与企事业单位、社会组织、公民等多元主体彼此合作的网络型治理，在相互依存的公共环境中共担社会责任、共享治理成果。疫情发生以来，浙江省

---

① 中共国家卫生健康委员会党组：《完善重大疫情防控体制机制　健全国家公共卫生应急管理体系》，《求是》2020 年第 5 期。

各地防控力量向城乡基层社会下沉，迅速构建起了街道、社区、小区、城中村、工业区、楼栋等为基础的联防联控共治网络，以基层广大党员、干部、社区工作者、网格员、志愿者为主体开展网格化治理，进行地毯式排查，加上社区组织与民间力量的作用，编织出一道覆盖每一个角落的严密"人民防线"，有效阻隔了疫情的蔓延态势。下一步，要把提高基层社会治理能力作为重要着力点，具体做好以下几方面：一是加快推进基层社会治理"最多跑一地"改革。打造一站式服务、就地解决矛盾纠纷的县级社会矛盾纠纷调处化解中心，提升"基层治理四平台"功能，构建"一中心、四平台、一网格"上下贯通、左右联动的县域社会治理新模式，实现矛盾纠纷化解"最多跑一地"。完善社会矛盾纠纷多元预防调处化解综合机制，大力推进溯源治理，完善人民调解、行政调解、司法调解联动工作体系。二是加强党建引领基层社会治理创新。"党建引领"目的是解决基层现实问题，让群众切实得到实惠。要以疫情防控为契机，发挥党组织"场结构"的优势，以党建联动各类社会资源，以"柔性化"方式吸纳社会力量的主动参与，以互惠互利原则满足多元基层治理主体的利益诉求，将党建资源化为基层治理的服务资源，促进基层治理主体间的互信，培植社区社会资本，不断增强党组织服务基层的能力，构建党建引领下"共建共治共享"格局。三是探索扁平、精简、高效的基层治理体制。尝试推进县域治理的层级缩减和职能整合改革，促进各个职能部门的协同治理，形成"县（市、区）—街区"的扁平化社会治理格局，改变"主管部门责任淡化、属地责任难以落实"的治理困境，构建责权利相统一的基层治理新机制。四是大力培育和发展基层社会组织。居民的组织化参与是应对社区居民原子化问题和增强居民动员能力的重要途径。要总结此次疫情防控经验，明确社区居委会的权责边界，使其不仅成为居民与党政机关之间的纽带，也成为与社会、社区组织间协商和互动的中枢。要建构常规性社区社会组织，组建诸如老年组织、妇女组织、学生组织等常规性社区社会组织，让同质群体聚合在一起，促进社会参与，发挥人民群众动员力量。五是科学规划设计社区公共空间。科学合理的城乡社区的空间布局能够促进形成一个社区中居民之间的复合社会网络，增强社区居民群体凝聚力。将不同阶层和不同民族的居民整合到社区内，通过各类社区组织和文化活动，增加居民之间面对面交流互动的机会，加强彼此交往、沟通、互信，减少对个别社会阶层和不同民族之间的偏见，培养共同的居民意识和社区认同感，从而使居民团结一致，逐步提升社区乃至全社会的包容性。

5. 切实打造更优的营商环境

营商环境是企业生存发展的土壤，体现着一个国家或区域的经济竞争力。区域营商环境的优劣直接影响企业的设立和经营状况，并对其经济发展、财税收入、就业状况等产生重要影响。新冠肺炎疫情的暴发，使大量企业和市场主体的正常生产秩序遭到破坏、经济循环被迫中断，给数以万计的企业带来了巨大冲击和压力。可以说，疫情也是对营商环境的一次大考，检验着各地营商环境的成色。越是困难的时候，我们越要坚定改革决心，把疫情的风险挑战作为倒逼重大改革、优化营商环境的动力，以更优的营商环境对冲疫情带来的损失。要对标国际先进水平，更加注重目标集成、政策集成、效果集成，全力打造稳定、可预期、法治化的最佳营商环境，不断提升制度环境软实力，努力使我省成为贸易投资最便利、行政效率最高、服务管理最规范、法治体系最完善的省份之一。重点是要以改革优化资源分配体系，在市场要素配置、公共服务供给、事中事后监管等方面营造更加健康的治理环境，真正使市场在资源配置中起决定性作用和更好发挥政府作用。当前，尤其是要以非常之策应对非常之势，大力实施减税减费减租减息减支共克时艰行动，包括落实落细对重点保障物资生产企业全额退还增值税增量留抵税额；对运输疫情防控重点保障物资，提供公共交通运输服务、生活服务以及为居民提供快递收派服务收入的增值税免征；降低对小规模纳税人的增值税征收率；对受疫情影响严重企业的房产税、城镇土地使用税困难减免，以及全面实施阶段性企业社会保险费减免、失业保险稳岗返还、公路通行费和港口收费减免、企业水电气成本降低、残疾人就业保障金减免、政府性收费减少、国有资产减租、降低非国有商品交易市场租金，和降低部分受疫情影响严重的行业企业应付贷款利息、中小微企业融资成本等，力争2020年全年新增"五减"金额1500亿元。

6.建立具有国际竞争力的创新驱动发展机制

习近平总书记强调："人类同疾病较量最有力的武器就是科学技术，人类战胜大灾大疫离不开科学发展和技术创新。"科技抗疫是此次新冠疫情防控的突出特点，大数据排查、智能体温检测、物流"黑科技"、快速分离病毒毒株、药物和疫苗研发等等，科技创新成为抗击疫情和转化为治理效能的重要力量。浙江省委十四届七次全会作出了《中共浙江省委关于建设高素质强大人才队伍打造高水平创新型省份的决定》，《决定》对标习近平总书记赋予浙江的新目标新定位，提出了新时代建设人才强省、创新强省的总体要求、发展目标、重点任务和工作保障，明确了到2025年浙江省要初步建成科技创新综合实力全国领先、特色领域创新具有全国影响力、区域创新体系有力支撑现代化建设的高水平创新型省份。下一步，我们要抢抓新一轮科技革命和产业变革的历史机遇，围绕加快建设"互联网＋"、生命健康和新材料三大科技创新高地，加大研发投入，实施科技创新尖峰、尖兵、领雁、领航四大计划，联动推进创新强省和现代产业发展。一是把杭州城西科创大走廊打造成为全省创新发展的制高点和大引擎。强化之江实验室、浙江大学、阿里巴巴集团为核心的"一体两核多点"，大力度推动平台集聚、人才集聚、政策集聚、要素集聚和体制机制创新，高起点打造面向世界、引领未来、辐射全省的创新策源地。二是加快建设具有全球影响力的数字科技创新中心、生物医药研发中心和新材料产业创新中心。汇聚全球科技资源、人才资源，支持龙头企业开展网络信息、人工智能、生命健康领域的基础理论和科学研究，建设具有国际先进水平的科学中心和研发平台。推进生命健康科技创新，强化前沿基础研究，大力支持西湖大学、中科院肿瘤与基础医学研究所等高校和科研机构创新发展，优化生命健康创新创业生态，力争在结构生物学、肿瘤与分子医学、生命健康大数据、传染病医学等领域取得突破，打造国内领先、国际有影响力的医药强省；在化工新材料、高性能纤维及复合材料、高端磁性材料、氟硅钴和光电新材料等领域达到国际先进水平。三是激活全社会创新活力。深入推进科研管理改革、科技成果转化机制改革、科技奖励和科研诚信制度。聚焦创新要素优化配置，着力打造"产学研用金、才政介美云"十联动创新创业生态系统，加快形成覆盖创新创业全链条的科技服务体系。以加速技术产业化应用和促进军民科技成果双向转化为目标，打造全国一流的科技成果交易中心。四是大力引进和培育高端人才。围绕浙江高水平发展所需招引高层次人才，大力实施"鲲鹏行动"计划，大力推进千人计划、领军型团队计划，更好发挥浙江大学、之江实验室、西湖大学等重大平台吸附效应，依托数字经济、生命健康、新材料三科大创高地和全球先进制造业基地的打造，引进更多科学家和科技领军人才。要加强人才创新创业"全周期"服务，配套解决好人才引进后的住房、医疗、子女就学等生活服务问题，打造从引得进到留得住的服务闭环。

7.加快构建以数字经济为引领的新兴产业体系

当前，全球经济加速向数字化转型，数字经济呈指数型、井喷式增长，成为驱动高质量发展的重要引擎之一。习近平总书记在浙江考察时强调，"要抓住产业数字化、数字产业化赋予的机遇，加快 5G 网络、数据中心等新型基础设施建设，抓紧布局数字经济、生命健康、新材料等战略性新兴产业、未来产业"。数字经济"一号工程"在这次新冠肺炎疫情应对中发挥了重要作用，阿里巴巴等一批数字经济领军企业以技术力量抗击疫情表现突出。疫情结束后，人们对数字经济的认识将更加深刻，对数字经济领域消费的优势更加认同，很多新兴产业将会按下"快进键"，创造高质量的经济增量，对冲疫情期间的经济损失。一是坚定不移深化数字经济"一号工程"。加快数字产业化、产业数字化，大力建设国家数字经济创新发展试验区，全面推进城市大脑、移动支付之省等标志性工程，做强集成电路、软件业，超前布局量子信息、类脑芯片、第三代半导体、下一代人工智能等未来产业。把实施新型基础设施建设工程摆上突出位置，率先推进 5G 网络、下一代互联网等规模部署，加快谋划实施数据中心、国家新型互联网交换中心等一批引领性重大项目。二是鼓励发展新业态新模式。深入研究应用场景供给支撑政策，鼓励前沿技术、创新产品、新兴业态创新转化和推广利用；围绕互联网医疗、智慧康养、远程办公、虚拟社交、在线教育等新业态，培育新经济业态和消费新热点；抓住"宅经济"消费热点，壮大平台经济、共享经济、体验经济、创意经济等"四新经济"，培育"线上线下"融合的生活服务业新业态新模式，以品质化、精细化的生活性服务业促进消费结构升级。三是大力发展生命健康产业。这次疫情之后，生物制药、生命健康科技等行业将迎来广阔的发展空间。要抓紧组织实施生命健康重大科技专项，在生物科技、疫情监测、快速诊断、疫苗研发和药品研发等方面加大投入，开展关键核心技术集中攻关，大力培养大健康行业市场主体，以超常规举措推动生命健康产业发展、打造全国生命健康产业高地。四是加快培育世界级先进制造业集群。强化创新链产业链精准对接，以新一代信息技术、创新药物研发与精准医疗、关键战略材料为重点，促进基础研究、应用研究与产业化对接融通，提升产业链自主可控水平。对标国际先进水平，重点培育数字安防、汽车及零部件、绿色化工、现代纺织和服装等万亿级先进制造业集群和数字产业、高端装备、生物医药、新材料等战略性新兴产业集群。着眼全球产业分工协作和产业链重构，聚焦关键核心技术和短板技术，实施产业链协同创新工程，打造一批标志性产业链，构筑面向未来的产业竞争新优势。

8.着力构建优化整体、协同、高效的现代政府治理体系

党的十九届四中全会决定提出，"坚持和完善中国特色社会主义行政体制，构建职责明确、依法行政的政府治理体系"。国家行政管理主要由政府来承担，政府治理体系是行政体制的具体载体。新冠肺炎疫情使政府治理经历了一次大考，倒逼我们深入推进政府治理改革，统筹推动数字技术应用和制度创新，对施政理念、机制、工具、手段进行全方位、系统性、重塑性变革，推动政府职责明确、依法行政、协同高效，加快建设"整体智治、唯实惟先"的现代政府。一是深化政府数字化转型。将数字化变革性力量融入现代政府建设全过程，推进职能重塑、流程再造、业务协同、效能提升，促进政务公开。健全全省统一、线上线下融合的政务服务体系，拓展完善"浙里办"功能，迭代完善"浙政钉"和咨询投诉举报平台，加快建成"掌上办事之省""掌上办公之省"，以政府数字化转型的领先优势加速迸发出更强治理效能，持续提升行政质量、行政效率和政府公信力。二是着力构建依法行政的体制机制。坚持立法服务保障改革，加强重点领域立法工作。深化行政执法体制改革，健全完善县乡行政执法统筹协调机制，严格规范行政执法，全面推行行政执法公示、执法全过程记录、重大执法决定法制审核"三项制度"，建设全省统一的行政执法监管平台。三是着力构建廉洁透明的体制机制。完善行政权力运行监督机制，全面深化权力清单、责任清单制度，严格规范各类行政行为的实施主体、权限、方式、步骤和时限，推进行政权力运行公开规范高效。深化政务公开工作，加大重大信息公开力度，坚持以公开为常态、不公开为例外，不

断深化和拓展公开内容，及时更新政府信息。四是加快干部用人机制改革。把工作积极、应急能力强、有主动担当、敢于"逆行"的干部选拔出来。要在原有标准的基础上，侧重考察其工作的积极性、主动性、创造性；有勇于承担责任的勇气；有处理突发事件能力。要把埋头苦干、扎实勤奋、有能力、干实事的人才作为选拔重点对象，打造高素质专业化的公务员队伍。

浙江抗击新冠肺炎疫情大事记

（2020 年 1 月 16 日—6 月 15 日）

1 月 16 日

·温州市卫生健康委报告发现浙江省首例新冠肺炎观察病例。

1 月 20 日

·浙江省首次公开发布疫情消息。省卫健委发布消息：1 月 17 日以来，浙江省陆续发现 5 例武汉来浙并出现发热等呼吸道症状患者，均在定点医院隔离治疗。

·浙江省制定《浙江省新型冠状病毒肺炎中医药防治推荐方案（试行第一版）》。这是全国范围内率先出台的省级新型冠状病毒肺炎中医药防治推荐方案。

1 月 21 日

·省委、省政府决定成立省疫情防控工作领导小组，并召开首次会议。要求全力以赴、积极稳妥做好新冠肺炎疫情防控工作。

·国家卫生健康委确认浙江省首例输入性新型冠状病毒感染的肺炎确

诊病例。

·省政府办公厅印发《关于切实做好新型冠状病毒感染的肺炎疫情防控工作的紧急通知》。

·浙江省 2 家实验室获批开展新型冠状病毒实验活动。国家卫生健康委批复同意浙江大学医学院附属第一医院生物安全防护三级实验室和省疾病预防控制中心生物安全防护三级实验室开展武汉肺炎疫情相关的新型冠状病毒实验活动。

1 月 22 日

·省委主要领导赴省疾控中心了解传染病防治特别是新型冠状病毒感染的肺炎防控情况。强调，省疾控中心和整个医疗系统要充分发挥专业职能和技术优势，及时、准确做好病毒检测，加强哨点监测和健康教育，加强人员队伍和技术培训；全省各级都要紧急行动起来，强化联防联控机制，推动防控关口前移，全力稳妥做好防控工作，努力把疫情带来的影响降到最低程度。

·省卫生健康委公布全省覆盖 11 个市的 95 家新冠肺炎诊治定点医院名单。

·浙江省启动第一批科技攻关重大专项。由国家感染性疾病临床医学研究中心主任李兰娟院士领衔，浙江大学、省疾控中心分别作为牵头单位开展"新型冠状病毒感染的肺炎防控与临床救治体系的建立和研究"和"新型冠状病毒感染的肺炎疫情防控关键技术研究"。

1 月 23 日

·省疫情防控工作领导小组召开第 1 次例会暨全省疫情防控工作视频会议，提出"十个最"防控举措。

·浙江省启动重大突发公共卫生事件一级响应。根据《浙江省突发公共卫生事件应急预案》，浙江省启动重大突发公共卫生事件一级响应。

1月24日

·浙江省各地陆续出台疫情管控措施。

·浙江省首例新型冠状病毒感染的肺炎确诊患者治愈出院。全省首例成功治愈病例在温州市第六人民医院治愈出院。

·省疾控中心成功分离首株新型冠状病毒毒株。这是全国首家进行成功分离的省级疾控单位。

1月25日

·大年初一，省委、省政府主要领导到浙医一院、杭州西溪医院检查一线防疫工作，并到省卫生健康委参加全省疫情防控工作领导小组及其办公室每日会商调度会。

·浙江省首批抗击新冠肺炎紧急医疗队141人驰援武汉。大年初一，为支援武汉疫情救治工作，浙江抗击新冠肺炎紧急医疗队141人火速驰援武汉，其中42名医生、93名护士、5名行政管理及后勤人员和1名记者。

·浙江省下发首份医疗应急物资调拨令。当日调拨医用口罩25万只、医用防护服3500套、改良型工业防护服10万套、防护鞋套2.45万双。

1月26日

·省委召开常委会会议，明确提出"一确保两争取"目标和"五个更加"工作要求。

·省委、省政府调整省疫情防控工作领导小组成员。

1 月 27 日

·省疫情防控工作领导小组召开第 2 次例会，提出六大疫情防控要求。

·省政府党组召开第 25 次会议，强调靠前指挥打赢疫情防控阻击战。

·浙江省召开首场新冠肺炎疫情防控工作新闻发布会。省卫生健康委、省经信厅、省交通运输厅及杭州市政府相关负责人出席，并就近日浙江病例数增长较快的主要原因、浙江对新型冠状病毒感染的肺炎病人的医疗救治能力、如何全力保障全省应急防控物资供应、交通运输部门疫情防控工作部署、杭州市近期开展的工作及下一步防控举措等群众关切的问题回答了记者提问。

·省政府办公厅发布延迟企业复工和学校开学的通知。省政府办公厅发布《关于延迟企业复工和学校开学的通知》，明确省内各类企业不早于 2 月 9 日 24 时前复工，省内各级各类学校（高校、中小学、中职学校、幼儿园、托儿所等）延期至 2 月 17 日之后开学。

·"浙里办"APP 上线应对新冠肺炎的专门平台。平台分主动申报与疫情线索提供、居家医学观察服务与管理、集中医学观察与管理、信息发布与健康教育、网上只能问诊与人工服务等板块，为用户提供主动申报、疫情线索、线上智能问诊等服务。

·浙江省建立"3+1"疫情防控舆论引导工作体系。创新建立信息发布、热点回应、网络辟谣三项机制和联防联控成员单位宣传舆论工作协同平台等"3+1"工作体系，稳妥有序开展新闻宣传和舆论引导工作。

·进出浙江省的省际道路、水路客运全部暂停。自 2020 年 1 月 27 日零时起，除政府指定及疫情防控工作需要，全面暂停进出浙江省的省际经营性长途客运班车、省际水路旅客运输。

1月28日

· 省委省政府领导分赴各地督查疫情防控工作。28 日开始，省委统一组织省委、省政府领导分赴各市，以明察与暗访相结合的方式，指导督查疫情防控工作。

· 省疫情防控工作领导小组召开第 3 次例会，强调量化细化闭环管控。

· 浙江省就疫情期间交通运输防控工作下发通知。省新型冠状病毒感染的肺炎疫情防控工作领导小组印发《关于进一步强化新型冠状病毒感染的肺炎疫情交通运输防控工作的紧急通知》。

· 第二批浙江抗击新冠肺炎紧急医疗队驰援武汉。149 名来自全省各地的医疗和护理骨干组成第二批浙江紧急医疗队驰援武汉。

· 新增确诊病例首次破百。28 日零时至 24 时，浙江省新增新型冠状病毒感染的肺炎确诊病例 123 例，当日新增确诊病例首次突破 100 例。

1月29日

· 省疫情防控工作领导小组召开第 4 次例会，强调实现防控力大于传播力。

· 浙江版《新型冠状病毒感染的肺炎预防手册》发布。

· 当日新闻发布会透露，全省首例危重症患者转为轻症。

1月30日

· 省委下发通知要求以"三个地"的使命担当坚决打赢疫情防控阻击战。

· 省疫情防控工作领导小组召开第 5 次例会，提出以"三个确定性"

应对"三个不确定性"。

·省委办公厅、省政府办公厅印发《关于做好返岗返工返学人员防控保障工作的通知》。《通知》要求，做到回来前要有准备、回途中要有秩序、回来后要有制度，对所有新增来浙人员都要逐个检测体温、逐一筛查登记，严防人员流动带来的交叉感染和疫情扩散。

·浙江省首例新冠肺炎重症患者治愈出院。舟山医院一例重症患者治愈出院，为浙江省首例治愈出院的新冠肺炎重症患者。

1月31日

·省疫情防控领导小组召开第6次例会，提出实施科学精准管控七大措施。

·温州启动25条紧急措施。

·浙江版《新型冠状病毒感染的肺炎诊疗方案（第一版）》、浙江版《儿童新型冠状病毒感染的肺炎诊疗指南（试行第一版）》发布。

2月1日

·省委召开常委会扩大会议，提出以最严厉最果断措施打好防控战。

·省政府党组召开第26次会议，提出以过硬的领导力落实"八大管控机制"。

·浙江省实行零售药店购买发热、咳嗽药品人员信息登记报告制度。

·浙江省派出高级别专家组10人赴武汉开展重症病人救治指导工作。专家组由国家卫健委高级别专家组成员、传染病诊治国家重点实验室主任李兰娟院士领衔，浙医一院陈作兵副院长等十位专家组成。

2月2日

· 11 个省委疫情防控巡回督导组深入一线开展暗访。

· 省疫情防控工作领导小组召开第 7 次例会,强调把各项防控工作落实再落实。

· 湖州出具全国首份不可抗力事实性证明。

2月3日

· 省疫情防控工作领导小组成立工作专班。省领导小组设立"一办六组"(办公室、舆情组、管控组、医疗组、医疗物资保障组、生活物资保障组、综合组),实行专班运作、分工负责,对全省疫情防控统一领导、统一指挥、统一调度、统一把关。

· 省疫情防控工作领导小组召开第 8 次例会,强调层层传导压力、层层压实责任。

· 国务院应对新型冠状病毒感染的肺炎疫情联防联控机制派出高卫中任组长的指导组进驻浙江省。

· 浙江省发布企业复工和疫情防控 17 条规定。

· 浙江省推出 8 项举措激励关爱疫情防控一线人员。

2月4日

· 省疫情防控工作领导小组召开扩大会议(第 9 次例会),要求答好"五个问题"、打好五场战役。

· 温医大附属二院瓯江口院区试运行。

· 浙江国家紧急医学救援队出征驰援武汉。

· 浙江公布应对疫情 24 小时免费心理援助热线。

2月5日

·省疫情防控工作领导小组召开第10次例会，要求健全完善七个方面的机制。

·浙江省加强机关事业单位人员返岗管理。

·浙江省发布关于支持小微企业渡过难关17条意见。

2月6日

·省委专题听取企业复工复产计划、经济形势研判、提振经济举措等情况汇报。

·省疫情防控工作领导小组召开第11次例会，强调在"变"与"不变"中精准有效防控疫情。

·浙江省首次举办以记者线上提问形式的新闻发布会。

·浙江省确定大中小学（幼儿园）2月底前不开学。

·浙江省发布疫情期间企业用工服务指南。

2月7日

·省委、省政府主要领导在浙江省分会场参加长三角三省一市主要负责同志疫情防控第一次视频会议。会议明确了长三角联防联控七项合作事项。

·省人大常委会就依法全力做好疫情防控作出决定，县级以上政府可依法规定临时性应急管理措施。

·省疫情防控工作领导小组召开第12次例会，提出复工复产要把握四个前提条件。

·浙江省发布疫情防控第1号责任令。

·浙江省加强民航、铁路疫情管控工作。省疫情防控工作领导小组出台《关于进一步加强民航、铁路疫情管控工作的通知》，对通过民航、铁路运输出行的重点管控对象实行信息共享，加强过程管理，确保精准管控。

·李兰娟院士团队从患者粪样中分离出新冠病毒株。

·"余杭绿码"正式发布并上线运行。

2月8日

·全省疫情防控工作领导小组召开第13次例会，强调聚焦重点堵点抓好问题解决。

·省委办公厅、省政府办公厅印发《关于各级机关部门积极履行职能全力保障疫情防控和正常生产秩序的通知》。《通知》要求各级机关要积极履职，保证工作高效稳定运行；加大涉疫工作力度，全力维护正常秩序；深入开展"三服务"活动，加强对企业指导帮扶；发挥"最多跑一次"改革优势，进一步便利企业和群众办事。

·浙江省第一批46个高速收费站恢复货车通行。

·浙江省首例新冠肺炎患者顺利产子。

·浙江省新冠肺炎患者出院人数首次大于新增确诊人数。当日出院46人，新增确诊26人。

·浙江省首例新冠肺炎患者危重症病例治愈出院。温州市第六人民医院一例危重症患者治愈出院，这是我省首例治愈出院的新冠肺炎患者危重症病例。

2月9日

·省委召开常委会扩大会议，强调要一手抓疫情防控，一手抓复工复产，坚决打赢防控阻击战发展总体战。

·省疫情防控工作领导小组召开第 14 次例会，强调以科学精准严密高效方法外防输入内防集聚。

·省委、省政府主要领导代表省委、省政府和全省人民向防控一线医务工作者和援鄂医疗队成员及家属致慰问信。

·浙江省发布疫情防控第 2 号责任令。

·浙江省新一批 5 支抗击新冠肺炎支援湖北医疗队 800 多人出征武汉。

2 月 10 日

·浙江省出台 30 条举措稳企业稳经济稳发展。

·省疫情防控工作领导小组召开第 15 次例会，决定成立复工复产省级专班，强调以精准高效的工作机制落细落实疫情防控和复工复产举措。

·浙江省出台 20 条举措有序推进企业恢复生产。

·浙江省在全国率先推出疫情"五色图"。根据各县（市、区）新冠肺炎累计确诊病例数、本地病例占比、聚集性疫情、连续 3 天无新增确诊病例等 4 个评估指标，采用"五色法"把 90 个县（市、区）的疫情风险等级评为高、较高、中、较低、低共 5 个等级，在地图上相应由红、橙、黄、蓝、绿五色表示。"五色图"每 3 天动态调整一次。

·浙江省派出增援温州医疗队。

·春节后首趟"义新欧"中欧班列开行。

2 月 11 日

·省疫情防控工作领导小组召开第 16 次例会，强调充分利用大数据手段精准防控有序复工。

·浙江省出台 20 条措施保障一线医务人员及家属。

·杭州健康码上线启用。

2月12日

·省疫情防控工作领导小组召开第17次例会，强调推动封闭式管控向严密型智控转变。

·浙江省加强省直单位疫情防控工作。省委办公厅、省政府办公厅印发《关于进一步加强省直单位疫情防控工作的通知》，要求坚持防疫安全和机关运行"两手抓"，确保省直单位不发生疫情蔓延扩散，确保机关工作高效平稳运行，为夺取疫情阻击战和发展总体战"双胜利"提供有力保障。

·浙江省首批支援湖北荆门医疗队37人出征。

·全省首个整村居家隔离医学观察的绍兴市越城区孙端街道新河村解除隔离。

2月13日

·省疫情防控工作领导小组召开第18次例会，强调为加快恢复生产生活秩序创造条件、奠定基础。

·浙江省建立驻企服务员机制。

·浙版诊疗方案治愈浙江最高龄（96岁）新冠肺炎患者。

·浙江省出台依法防控新冠肺炎疫情12条意见。

·浙江省就加强疫情防控执法司法工作专门下发通知。

·浙江省宣布在全省域推行健康码。

2月14日

·浙江第四批援助武汉医疗队出征。

·全省疫情防控工作领导小组召开第19次例会暨全省新冠肺炎疫情防控工作视频会议，强调建立健全精密智控机制统筹抓好疫情防控和复工复产。

·浙江省首创推出以"一图一码一指数"为核心的精密智控机制。

·浙江省在全国率先推出复工复产"五色图"。

·浙江省就全力恢复农业生产保障市场供应专门下发通知。

2月15日

·省疫情防控工作领导小组召开第20次例会，强调以"一图一码一指数"为核心加快构建完善精密智控机制。

·浙江省首批复工专车开通。经浙江省永康和云南镇雄两地政府充分沟通，决定开行"返岗直通车"，永康承担包车费用，镇雄组织人员体检和车辆，将员工送回永康。当天，首批大巴车从镇雄出发，载着1000多名员工返岗复工。

2月16日

·省疫情防控工作领导小组召开第21次例会，强调以分区分级精准防控实现多目标优化。

·浙江省宣布全面启用"一图一码一指数"。

·浙江省表彰6个抗击疫情先进集体。

·全国首趟定制复工专列从贵阳抵达杭州。

2月17日

·省委召开常委会扩大会议，提出以县（市、区）为单位分类指导精准施策。

·浙江率先实现健康码全覆盖，健康码从我省"跑"到全国。

·杭州恢复城市公共交通正常运营。

2月18日

·省四套班子领导分赴各地指导督查疫情防控和复工复产情况，带头开展"三服务"活动。

·省疫情防控工作领导小组召开第22次例会，提出争分夺秒努力实现"两手硬、两战赢"。

·新冠肺炎浙江诊疗经验（精简版）发布。

·浙江省各设区市（除温州外）市本级全面恢复公共交通。

·义乌国际商贸城、绍兴轻纺城两大市场开市。

·浙江省研制的新冠病毒疫苗在第一批实验小鼠体内产生抗体。

·浙江省首次尝试将新冠肺炎康复者捐献的血浆用于危重症病人的临床治疗。

2月19日

·省疫情防控工作领导小组召开第23次例会，要求疫情防控不松劲、复工复产再加力。

·浙江省成立支援湖北省抗击新冠肺炎疫情工作领导小组。

·"五色图"上红色首次消失。随着乐清市疫情风险等级从高风险降为较高风险，最新的浙江省县域疫情风险地图即"五色图"上，首次只剩下4种颜色，代表高风险的红色在地图上消失。

·浙江省取消省内除温州外所有公路防疫检查点。

·浙江省再派医务人员277名驰援湖北。

·西湖大学在世界上首次解析出ACE2的全长结构。西湖大学周强实验室利用冷冻电镜技术，在世界上首次成功解析新冠病毒的受体——ACE2 的全长结构。

·浙江省治愈出院确诊患者首次超过在院确诊患者。

2 月 20 日

·浙江省优先支持 41 家市场复市。

·浙江省出现首例新冠肺炎死亡病例。当日中午 12 点，温州出现浙江首例新冠肺炎死亡病例。患者女性，79 岁。

·浙江省年龄最小的新冠肺炎患者治愈出院。当日，1 名 4 个月大的婴儿在浙江大学医学院附属儿童医院滨江院区治愈出院。

·浙江省号召全省公务员要做到六个"带头"。省公务员局发出倡议，号召全省广大公务员带头坚定必胜信心、带头做到履职担当、带头开展"三服务"、带头关爱医务人员、带头参加志愿服务、带头弘扬正能量，全力保障"两手硬、两战赢"，努力为全面夺取疫情防控斗争的胜利、全面实现今年经济社会发展目标任务贡献智慧和力量。

2 月 21 日

·省政府召开第 36 次常务会议，进一步研究部署我省支援湖北（武汉、荆门）医疗队工作。

·全省交通基本恢复正常。

2 月 22 日

·省疫情防控工作领导小组召开第 24 次例会，强调在新形势下深化完善疫情防控和复工复产工作。

·浙江省出台稳外资 7 条意见。

·浙江省首次当日无新增新冠肺炎确诊病例。2 月 22 日零时至 24 时，全省无新增新型冠状病毒肺炎确诊病例。

2 月 23 日

·浙江省各类口罩产量首次突破 1000 万只。

·疫苗研究取得关键突破，200 只实验老鼠均产生抗体。

·康复者血浆用于治疗效果明显。

2 月 24 日

·省委召开常委会会议，强调更大力度更加精准做到"两手硬、两战赢"。

·全省统筹推进新冠肺炎疫情防控和经济社会发展工作部署会议召开，会议要求"认真研究十个问题、做到十个更加"。

·省政府党组召开第 28 次会议，强调以走在前列的担当作为确保"两手硬、两战赢"。

·第六版疫情"五色图"上已无红、橙两色。

·浙江省撤除所有省际防疫检查点。

2 月 25 日

·省疫情防控工作领导小组召开第 25 次例会，强调做深做实精密智控、落地落细"两手抓、两手硬"。

·浙江省 3 种抗新冠肺炎中药制剂获批。

·浙江省派出首批驻企健康指导员。

2 月 26 日

·浙江龙头骨干企业产能恢复率达到 75.4%。

2 月 27 日

·长三角三省一市合作建立统筹疫情防控和经济社会发展工作机制。

·党员省领导为支持新冠肺炎疫情防控工作捐款。

·省疫情防控工作领导小组召开第 26 次例会，强调压实重点查控属地责任夯实复工复产工作机制。

·浙江省出台公共场所开放开业负面清单。

·浙江省百亿元以上商品市场全部复市。浙江省 41 家年成交额百亿元以上的商品市场已全部正常开业，已有复市经营户 72810 户，经营户复市率为 61.29%。

2 月 28 日

·十四届省委财经委员会举行第八次会议，要求实打实抓项目强保障优结构推动经济社会回归高质量发展的正常轨道。

·省推进长三角一体化发展工作领导小组会议召开，强调以"三个地"的担当全省域全方位接轨融入长三角。

2 月 29 日

·全省学校继续推迟学生返校。

3 月 1 日

·浙江健康码可在河南通行。

·浙江省首次报告境外输入性确诊病例。当日新增境外（意大利）输入性确诊病例 1 例，输入地为青田县。

·浙江省首次成功实施新冠肺炎双肺移植手术。当日，浙江大学医学院附属第一医院完成一例 65 岁患者新冠肺炎双肺移植术。

3月2日

·省委召开常委会会议，强调以更大定力统筹打好"两战"。

·省疫情防控工作领导小组召开第 27 次例会，强调加快建立防境外输入智控机制。

·浙江省疫情"五色图"实现"全绿"。

·浙江省正式发布"一图一码"省级地方标准。

3月3日

·省委、省政府举行全省扩大有效投资重大项目集中开工活动。537 个重大项目，总投资 8864 亿元，吹响了全面实现经济社会发展年度目标任务的冲锋号。

·浙江省推动建设长三角生态绿色一体化发展示范区大会在嘉善举行。

·浙江省启动"浙江百万高层次人才云聘月"活动。

3月4日

·浙江省 6 支医疗队 21 名医务人员荣获全国卫生健康系统新冠肺炎疫情防控工作先进集体和先进个人荣誉称号。

3 月 5 日

·省委召开专题会议，强调稳妥有序做好海外侨胞劝留和帮扶工作。

·省政府召开第五次全体会议，强调打造"整体智治、唯实惟先"的现代政府更好统筹推进疫情防控和经济社会发展。

3 月 6 日

·省委、省政府举行金融工作座谈会，要求以财税金融组合拳确保打赢"两战"。

·浙江省再出"十八条"助小微企业渡难关。

3 月 7 日

·省疫情防控工作领导小组召开第 28 次例会，强调加快落地落细防境外疫情输入智控机制。

3 月 8 日

·浙江"互联网医院侨胞关爱健康平台"上线。

3 月 9 日

·省委召开常委会会议，研究部署拓展"两战"成果和脱贫攻坚春耕备耕等工作。

·省委召开专题会议，强调依法依规、稳妥有序处置好意大利至浙江单向航班。

·省对口工作领导小组会议召开，强调以决战决胜姿态高质量如期完成对口工作任务。

3月10日

·省委人才工作领导小组召开会议，强调为统筹打好"两战"、实现"两个高水平"提供坚强人才保证。

·省疫情防控工作领导小组召开第29次例会，强调以精密智控严防境外疫情输入风险。

·省委决定追授韦长春、裴小平、郑世茂、何旭峰、张超、王丰华同志"浙江省优秀共产党员"称号。决定指出，韦长春、裴小平、郑世茂、何旭峰等四位同志是此次奋战在新冠肺炎疫情防控一线的基层党员干部的突出榜样，张超同志是援派党员干部人才的优秀代表，王丰华同志是农村党员干部的先进典型。全省广大党员、干部要认真向他们学习，扎扎实实做好本职工作，努力创造无愧于时代的一流业绩。

·浙江省建立境外疫情输入防控"一码一库一平台一指数"精密智控机制。

3月11日

·浙江省实施减税减费减租减息减支共克时艰行动。

·浙江省首批援侨防疫物资启运。我省第一批驰援海外侨胞抗击新冠肺炎的物资共4556箱，由全省社会各界联合捐赠，于当日运往意大利。

3月12日

·省委全面深化改革委员会举行第8次会议，要求答好改革卷夺取双胜利。

·浙江省向韩国政府和日韩国际友城捐赠医疗防疫物资。

3 月 13 日

· 省委主要领导视频连线慰问我省援鄂医疗队医务人员。

· 省疫情防控工作领导小组召开第 30 次例会，强调进一步夯实境外省外疫情输入防控工作。

· 浙江发布儿童口罩团体标准。

3 月 15 日

· 中办、国办复工复产调研工作组来浙开展调研。

3 月 16 日

· 浙江省召开全省制造业高质量发展大会，要求努力建设全球先进制造业基地。

· 浙江省发出倡议推广使用公筷公勺。

· 浙江省首个新型冠状病毒检测试剂获批。

3 月 17 日

· 省疫情防控工作领导小组召开第 31 次例会，强调以"一码一库一平台一指数"精密智控体系抓实抓细防控工作。

· 浙江省医疗专家驰援意大利。

3 月 18 日

· 省委授予在疫情防控斗争第一线表现突出的林乐清等 40 名同志"浙江省优秀共产党员"称号。

· 浙江省就加强境外疫情输入防控工作发布通告。

·浙江省率先调整湖北来浙人员健康码赋码规则。除武汉市以外，对湖北省其他 16 个设区市一律从健康码"红码"名单中移除。

·浙医一院联合阿里巴巴发布多语种新冠肺炎防治手册。

3 月 19 日

·省推进"一带一路"建设工作领导小组第三次（扩大）会议召开，强调以"三个地"担当推动"一带一路"建设走深走实。

·浙江省援鄂首批返浙医疗队凯旋。

·省疫情防控工作领导小组召开第 32 次例会，提出及时调整疫情重点国家范围提高入境返浙人员信息精准度。

3 月 20 日

·浙江省召开稳企业防风险专题会议，强调协同应对新风险新挑战精准有力稳企业稳增长。

·省委办公厅、省政府办公厅印发《关于做好滞留湖北省直机关工作人员返岗管理工作的通知》。《通知》明确了目前可返岗人员范围和返回方式，要求严格落实观察措施、做好相关排查工作。

·浙江省 10 部门联合发布《实施意见》进一步激发文旅消费潜力。

3 月 21 日

·全国首趟搭载防疫物资的中欧班列从义乌发往西班牙。

3 月 22 日

·中办国办复工复产调研工作组调研浙江工作交流会举行。

·浙江省援鄂医疗队第二批 210 名返浙人员凯旋。

·全省本地确诊病例"清零"。截至 3 月 22 日 24 时，累计报告本地确诊病例 1217 例，累计出院 1216 例，死亡 1 例，至此，全省本地确诊病例"清零"。

3 月 23 日

·省委召开常委会扩大会议，研究决定将我省应急响应级别由二级调整为三级，强调推动高质量复工复产全面恢复生产生活秩序。

·浙江省进一步加强境外疫情输入防控。省疫情防控工作领导小组印发《关于进一步加强境外疫情输入防控的通知》。

·浙江省编制科学佩戴口罩指引。

·浙江省取消全省统一的公共场所开放开业负面清单。

3 月 24 日

·省委网络安全和信息化委员会召开第二次全体会议，要求为省域治理现代化贡献网信力量。

·省委外事工作委员会举行第二次会议，要求更好把外事资源转化为发展资源。

·省疫情防控工作领导小组召开第 33 次例会，强调全员全方位全链条闭环管控精准高效防范疫情跨境输入。

·浙江省就疫情防控期间困难群众兜底保障工作下发通知。

·浙江省出台 9 项措施关心关爱疫情防控一线城乡社区工作者。

·浙江省两批支援荆门医疗队完成新冠肺炎救治任务。

3 月 25 日

·浙江省开展"爱心守护、同心战疫"留学生帮扶行动。

3 月 26 日

·省十三届人大常委会举行第十九次会议，要求在大战大考中交出人大的优秀答卷。

·省政府召开深化"最多跑一次"改革、推进政府数字化转型第 10 次专题会议，强调全方位深化政府数字化转型加快打造"整体智治"现代政府。

·浙江省发布疫情防控第 3 号责任令。

·浙江省首次发现境外输入关联本地确诊病例。海宁市报告新增境外输入关联本地确诊病例 1 例，这是我省首次发现境外输入关联本地确诊病例。

3 月 27 日

·浙江省海外侨胞抗疫关爱基金正式启动。

3 月 28 日

·浙江省第三批返浙援鄂医疗队凯旋。

3 月 29 日—4 月 1 日

·习近平在浙江考察时强调，统筹推进疫情防控和经济社会发展工作奋力实现今年经济社会发展目标任务。

3 月 30 日

·省疫情防控工作领导小组召开第 34 次例会，强调落实"外防输入、内防反弹"切实把好入境口和小区口两道关。

·驰援武汉的浙江国家紧急医学救援队 31 名队员凯旋。

3 月 31 日

·浙江省第五批返浙援鄂医疗队 1010 人凯旋。

4 月 1 日

·浙江省启动"暖心行动"救助计划。浙江省慈善联合总会将首批 1000 万元爱心款以一次性生活补助的形式发放给受疫情影响的困难群众。

4 月 2 日

·省委召开常委会会议，强调以"两战"新成效展示"窗口"使命担当。

·省委召开常委会扩大会议，传达学习习近平总书记在我省考察时的重要讲话精神。

·省政府召开党组会议，传达学习贯彻习近平总书记在浙江考察时的重要讲话精神。

·由我省组建的中国赴意大利抗疫医疗专家组圆满完成国家派遣任务。

4 月 3 日

·浙江省援鄂最后一批返浙医疗队凯旋。

·省疫情防控工作领导小组召开第 35 次例会，强调深化优化精密智控，慎终如始防控疫情。

·中国（浙江）自由贸易试验区工作联席会议召开第六次会议，强调聚力加快打造自贸试验区升级版。

·浙江省公布分层分类分地区有序开学。

4月4日

·浙江省各地深切悼念抗疫英烈和逝世同胞。

4月7日

·省委召开理论学习中心组专题学习会，学习习近平总书记在浙江考察时的重要讲话精神。

·浙江省启动浙江制造拓市场"春雷计划"。

4月8日

·省疫情防控工作领导小组召开第36次例会，强调以精准防控疫情的更实举措更大成效彰显建设"重要窗口"的责任担当。

·浙江省落实落细受疫情影响企业减租减息减支联动措施。

·浙江省往返武汉的客运列车、航班陆续恢复。

4月10日

·省政府召开专题会议，听取重大项目储备和"十四五"规划情况汇报。

·省疫情防控工作领导小组召开第37次例会，强调筑牢"外防输入、内防反弹"坚固防线。

4月13日

·省委召开常委会会议，强调在常态化疫情防控中跑出高质量发展加速度。

4月14日

·全省建设平安浙江工作会议召开，强调以继续走在前列的自觉推进平安浙江建设为建设"重要窗口"保驾护航助力添彩。

·省委召开国家安全委员会全体会议，强调努力打造与"重要窗口"相适应的国家安全体系和能力。

·省新冠肺炎疫情防控工作领导小组召开第38次例会，强调严格落实常态化疫情防控举措。

4月16日

·省疫情防控工作领导小组召开第39次例会，强调要精准排查消除风险隐患巩固扩大疫情防控成效。

·全省"四大建设"联席会议召开，强调加快推进大湾区大花园大通道大都市区建设。

4月17日

·浙江省召开全面推进高水平交通强省建设动员大会，强调要加快建设高水平交通强省努力当好"重要窗口"建设的先行官。

4月20日

·省委召开常委会会议，研究部署安全生产和对口扶贫工作。

4月22日

·浙江省召开部分市县"六保"工作座谈会，强调守牢"六保"底线实现稳中求进。

4 月 23 日

·省疫情防控工作领导小组召开第 40 次例会，强调毫不懈怠扎紧精密智控网、毫不放松抓好疫情常态化防控。

4 月 24 日

·省政府召开第 42 次常务会议，强调非常之时实行超常规之策全力推动经济稳走向上向好。

4 月 26 日

·省委召开常委会会议，强调稳住基本盘、打好主动仗，奋力跑出高质量发展加速度。

·省疫情防控工作领导小组召开第 41 次例会，要求落实重点人员"应检尽检"落细"五一"假期防控预案。

4 月 30 日

·省疫情防控工作领导小组召开第 42 次例会，强调慎终如始以变应变提高能力、持续巩固扩大疫情防控战果。

5 月 9 日

·省疫情防控工作领导小组召开第 43 次例会，强调进一步做好境外疫情防输入工作。

5 月 15 日

·省疫情防控工作领导小组召开第 44 次例会，要求进一步健全精密智控常态化机制、持续巩固拓展疫情防控成果。

5月18日

·省委召开常委会会议，强调把统筹推进疫情防控和经济社会发展工作抓得更深更实更好。

5月20日

·省疫情防控工作领导小组召开第45次例会，要求落细落实常态化疫情防控为全国"两会"营造良好环境。

5月28日

·省疫情防控工作领导小组召开第46次例会，强调再接再厉防患未然扎实做好重点环节疫情防控工作。

6月15日

·省委召开常委会会议，研究部署进一步做好疫情防控工作。

后　记

在抗击新冠肺炎疫情斗争取得重大战略成果之际，我们集体撰写了此书，以飨读者。此书编写由省委常委、宣传部部长朱国贤亲自谋划指导，省委宣传部常务副部长来颖杰，省委宣传部副部长、省社科联主席盛世豪牵头组织。来颖杰、盛世豪负责全书提纲框架的拟定和书稿的审核。省委宣传部和省政府办公厅、省委政研室、省社科院及浙江工业大学、浙江财经大学部分同志参与了编写。导论由郑毅、周影编写，第一章由周盛编写，第二章由唐明良编写，第三章由张伟明、莫玮俏编写，第四章由吴宝编写，第五章由楼胆群、陈谦、倪佳凯编写，第六章由王云长编写，第七章由马斌编写，全书由省委宣传部理论处负责校对。本书编写过程中参考了省疫情防控工作领导小组办公室、省政府新闻办、浙江日报报业集团、浙江广播电视集团等部门和机构关于新冠肺炎疫情防控工作的资料，并据此梳理出大事记。因时间仓促、水平有限，疏漏之处在所难免，恳请各位专家和广大读者批评指正。

浙江省中国特色社会主义理论体系研究中心

2021 年 5 月

责任编辑：郑　治

封面设计：汪　洋

责任校对：白　玥

图书在版编目（CIP）数据

在磨难中成长　从磨难中奋起：浙江统筹推进疫情防控和经济社会发展的

　实践与启示/浙江省中国特色社会主义理论体系研究中心 编著．—

　北京：人民出版社，2021.8

ISBN 978－7－01－023054－2

I.①在…　II.①浙…　III.①疫情管理－概况－浙江②区域经济发展－研究－浙江

　③社会发展－研究－浙江　IV.① R181.8 ② F127.55

中国版本图书馆 CIP 数据核字（2021）第 173269 号

在磨难中成长　从磨难中奋起

ZAI MONAN ZHONG CHENGZHANG CONG MONAN ZHONG FENQI

——浙江统筹推进疫情防控和经济社会发展的实践与启示

浙江省中国特色社会主义理论体系研究中心　编著

人民出版社 出版发行

（100706　北京市东城区隆福寺街 99 号）

中煤（北京）印务有限公司印刷　新华书店经销

2021 年 8 月第 1 版　2021 年 8 月北京第 1 次印刷

开本：710 毫米 ×1000 毫米 1/16　印张：14.25

字数：190 千字

ISBN 978－7－01－023054－2　定价：39.00 元

邮购地址 100706　北京市东城区隆福寺街 99 号

人民东方图书销售中心　电话（010）65250042　65289539